Dr. Andreas Modrzejewski

Grundlegende Irrtümer der modernen Medizin

Über Angst machende Mythen und Märchen, die wissenschaftlich anerkannt, jedoch nicht wissenschaftlich erwiesen sind

Dr. med. Andreas Modrzejewski
Facharzt für Psychiatrie
71631 Ludwigsburg

Dr. Andreas Modrzejewski

Grundlegende Irrtümer der modernen Medizin

Über Angst machende Mythen und Märchen, die wissenschaftlich anerkannt, jedoch nicht wissenschaftlich erwiesen sind

Weniger Medikamente retten Leben

Die Informationen in diesem Buch sind sorgfältig recherchiert. Sie ersetzen jedoch keine ärztliche Behandlung. Der Autor übernimmt für Schäden, die durch die Empfehlungen entstehen, keine Haftung.

Copyright 2010 Dr. Andreas Modrzejewski
Herstellung und Verlag: Books on Demand GmbH, Norderstedt
ISBN: 9783842300859

Vorwort

Liebe Leser,

Die Medizin ist keine Wissenschaft. Die „Nichtwissenschaft" zieht sich abgesehen von der Chirurgie und Notfallmedizin durch alle Bereiche der Medizin. **Statt wissenschaftlichen Fakten gelten wissenschaftliche Meinungen.** Die Ärzte glauben an das, was sie im Studium und in der praktischen Ausbildung gelernt haben. **Logisches und kritisches Denken hat man ihnen im Medizinstudium und auch später in der Facharztausbildung nicht beigebracht.** Im Studium wird der medizinische Nachwuchs mit einer Stoff- und Detailfülle regelrecht erschlagen. Auswendiglernen erstickt das logische Denken. Im Krankenhaus kommt der Assistenzarzt wegen der vielen Überstunden und zusätzlichen Nachtdienste auch nicht zum Nachdenken. **Studenten und Assistenzärzte, die anerkannte medizinische Meinungen und Behandlungsmethoden anzweifeln, haben einen schweren Stand, werden schnell als „Nestbeschmutzer" angesehen und haben es sehr schwer, beruflich vorwärtszukommen.** Nach meinen Erfahrungen gibt es in medizinischen Führungspositionen zahlreiche **narzisstische Persönlichkeiten,** die von ihrer eigenen Großartigkeit überzeugt sind, keine Kritik vertragen und sich nur wenig in andere Menschen einfühlen können. Mit solchen Persönlichkeiten ist es schwierig, über abweichende Meinungen, die ihrer eigenen Überzeugung widersprechen, zu diskutieren.

Später wird der Arzt einseitig überwiegend von Referenten und Ärzten, die der Pharmaindustrie nahestehen, über neue Erkenntnisse der Medizin informiert. Das Tragische ist, dass der Arzt es oft nicht merkt, dass er aus wirtschaftlichen Interessen manipuliert wird. Hans Weiss, Autor des Buches „Korrupte Medizin", hat recherchiert, dass jeder Euro, der von den Pharmakonzernen in „medizinische Fortbildung" investiert wird, eine Umsatzerhöhung von 11,70 Euro bringt.

Die „medizinische Wissenschaft" beschreibt oft nur die weltweite Übereinstimmung mit „Autoritäten" – nicht unbedingt, das, was wahr ist. Wer hätte zum Beispiel Interesse herauszufinden, ob fasten besser wäre als Chemotherapie? Der Begriff **„wissenschaftlich anerkannt"** gesteht ein, dass man keine echte Wissenschaft betreibt, sondern dass man eine **Übereinstimmung (Anerkennung) benötigt, damit es wahr ist. Alles andere als die Überzeugung der „Autoritäten" gilt als unwissenschaftlich.**

Durch die Nobelpreisverleihung wurde schon oft aus unbelegten Hypothesen ein Dogma gezimmert, zuletzt das Dogma, dass Humane Papilloma Viren (HPV) für Gebärmutterhalskrebs verantwortlich sind und deshalb eine sehr teure Impfung für Mädchen sinnvoll ist.

Seit Jahrzehnten vertuscht die Schulmedizin die extrem große Zahl ihrer Misserfolge zum Beispiel bei der Krebsbehandlung und behindert gleichzeitig Ideen und Forschungen aus der Alternativmedizin. Das sture Festhalten der Schulmedizin an nicht erwiesenen Dogmen kostet jährlich vielen Millionen Menschen das Leben. Es ist ein Skandal unvorstellbarer Größe.

Im Mai 2000 gab es in Israel ein länger dauernder Ärztestreik. Es wurden nur noch dringende Eingriffe und Operationen durchgeführt, hunderttausende von Ambulanzterminen und Operationen mussten abgesagt werden. Nach Angaben von Bestattungsunternehmen im Großraum Jerusalem waren während der Dauer des Streiks etwa 50 % weniger Sterbefälle zu verzeichnen als im gleichen Vorjahresmonat. Ähnliche Folgen konnten auch während eines Ärztestreiks in Großbritannien festgestellt werden. **Wie weit ist unsere Medizin gekommen, dass ein Ärztestreik Leben rettet.**

Vor 25 bis 30 Jahren, während meines Medizinstudiums, war es schwierig, an medizinkritische Informationen heranzukommen. **Heute kann man sich über das Internet und aus kritischen Büchern auch unabhängig von der Schulmedizin informieren.** Ich war anfangs darüber schockiert, dass zahlreiche Lehrmeinungen, an denen ich nie gezweifelt hatte, wissenschaftlich nicht erwiesen sind und besonders von epidemiologischen Studien widerlegt werden.

Das vorliegende Buch möchte dazu beitragen, dass bestehende, Angst und Schrecken verbreitende Irrtümer der modernen Medizin aufgezeigt und hoffentlich korrigiert werden. **Die Schulmedizin ist von einer Heilkunst weit weggekommen, führt stattdessen einen erbitterten Krieg gegen Mikroben, Krebszellen und auto-aggressive Abwehrmechanismen.**

Andreas Modrzejewski   **September 2010**

Inhaltsverzeichnis

Einleitung

Die großen Probleme der modernen Medizin

Die Schulmedizin ignoriert oder leugnet Krankheitsursachen. Lediglich schicksalhafte Faktoren, die wenig beeinflusst werden können, werden anerkannt:

- **Erbgut**
- **Viren**
- **Alter**

Schwerwiegende Folgen dieser Ignoranz sind:

1. **Viel zu wenig Krankheitsvorbeugung (Prävention).**

   Die medizinischen, wissenschaftlichen, politischen und finanziellen Anstrengungen sind weit überwiegend auf die **Diagnostik, Früherkennung und Behandlung von Krankheiten** ausgerichtet statt auf deren Verhütung. **Die Schulmedizin beschäftigt sich mit Reparatur, nicht mit Gesundheit.**

2. **Symptomatische Linderungsbehandlung anstatt ursächlicher Heilbehandlung.**

   Der Kranke wird durch die symptomatische Behandlung nicht geheilt, **denn jede Heilbehandlung setzt die Kenntnis der Krankheitsursachen voraus.** So werden aus akuten Erkrankungen chronische Erkrankungen. **Viele Menschen in der westlichen Welt leben davon, dass Krankheiten überhaupt auftreten oder unheilbar sind.**

3. **Das Prinzip der traditionellen Medizin „Primum non nocere" (zuerst nicht schaden) ist aufgegeben worden.**

Immer aggressivere und nebenwirkungsreichere Behandlungsmethoden werden entwickelt. **Viele Medikamente sind so giftig, dass durch sie gerade die Krankheiten erzeugt werden, gegen die sie wirksam sein sollen.** Beispiele sind Therapiemaßnahmen bei AIDS und Krebs. Todesfälle durch Therapiemaßnahmen sind inzwischen in den USA die dritthäufigste Todesursache.

4. **Auf Glauben anstatt auf Wissen ist die komplette Behandlung von chronischen Erkrankungen aufgebaut.**

Irreführende Tierversuche und randomisierte Doppelblindstudien haben mehr Gewicht als Heilerfolge, Migrationsstudien und epidemiologische Fakten, die schulmedizinisch nur als Quellen von Hypothesen gelten.

5. **Die Schulmedizin ist stark abhängig von der Industrie.**

Wegen der fast ausschließlich symptomatischen Behandlung ist die moderne Medizin **abhängig und hilflos ohne Hightech-Geräte und chemisch-giftige Medikamente.** Die Industrie hat deshalb die Ärzte weitgehend zu Befehlsempfängern und Händlern herabgewürdigt. Sie können aus Zeitgründen nicht mehr lehren und beraten, **sondern verschreiben Pillen am „Fließband".**

Auch die moderne kommerzielle Medizin-Wissenschaft ist stark abhängig von der Industrie. **Ihr primärer Zweck ist nicht mehr die Gesundheit der Patienten zu maximieren, sondern der Profit.** Die Forschung wird immer mehr von Interessen gesteuert. Nach dem Jahresbericht Korruption 2006 der Bundesregierung waren mindestens **40% der medizinischen Studien im Jahr 2005 durch Sponsoring beeinflusst.**

6. Die Kosten für Diagnostik und symptomatische Dauerbehandlung sind in Zukunft nicht mehr bezahlbar.

Eine Gesundheitsreform nach der anderen versucht, den explodierenden Kosten im Gesundheitswesen Herr zu werden. **Bereits jeder siebte Euro, der in Deutschland erwirtschaftet wird, fließt in unser Gesundheits- bzw. Krankheitswesen.** Trotz ständig steigender Kosten geht es mit der Volksgesundheit immer weiter bergab. Auffallend ist eine erhebliche Schieflage in der Verteilung der zur Verfügung stehenden Mittel. **Während wenig einflussreiche Ärzte und Krankenhäuser immer weniger für ihre Leistungen bekommen, machen Pharmaunternehmen, auch in schlechten wirtschaftlichen Zeiten, immer höhere Umsätze und Gewinne.**
Alle Gesundheitsreformen werden erfolglos sein, wenn nicht die grundlegenden Probleme der modernen Medizin angegangen werden.

Moderne Krankheiten und wirtschaftliche Interessen

Es besteht eine **unheilvolle Allianz** sowohl zwischen der **Nahrungsindustrie und der Ernährungsforschung,** als auch zwischen der **Pharma- und Gerätetechnikindustrie und der Medizinforschung,** da die heute üblichen kostenintensiven Studien überwiegend von der Industrie finanziert werden. Zusammen mit der Diätindustrie bildet die Nahrungsindustrie die Ernährungslobby, deren oberstes **Ziel die Gewinnmaximierung** ist. Auch die Pharma- und die Gerätetechnikindustrie streben in erster Linie eine Gewinnmaximierung an. **Das Ziel der Gewinnmaximierung konkurriert aber zwangsläufig mit dem Patientenwohl.**
Die Nahrungsindustrie bietet den Konsumenten überwiegend eine **artfremde, denaturierte Nahrung** an. Die Ernährungsforschung erklärt tierische Nahrungsmittel wie Milchprodukte und Fleisch für gesund und fördert damit eine Eiweißmast. **Die Auswirkungen der nicht artgerechten Ernährung führen nach etwa 20 Jahren zu Zivilisationskrankheiten** wie Diabetes, Bluthochdruck, Herzinfarkt, Krebs oder Autoimmunerkrankungen. Da statt Vorbeugung und ursächlicher Heilbehandlung in den meisten Fällen eine rein symptomatische Linderungsbehandlung stattfindet, entstehen **chronische Erkrankungen.** Der chronisch Kranke muss oft ein halbwertiges Leben fristen mit erheblichen Einschränkungen der Lebensqualität. Nicht selten endet das gesundheitliche Elend in der **Pflegebedürftigkeit.** Akute und besonders chronische Zivilisationskrankheiten fördern die Gewinnmaximierung der **Krankheitslobby,** vor allem der Pharma- und Gerätetechnikindustrie, aber auch der Diätindustrie.
Hans Weiss beschreibt in seinem Buch „Korrupte Medizin", dass weite Bereiche der Medizin von der Pharmaindustrie infiltriert und dominiert sind. **Denn an entscheidenden Schaltstellen der Medizin – Universitäten, Fachgremien, Fortbildungsinstitutionen, Fachzeitschriften und wissenschaftliche Forschung – sitzen zahlreiche Ärzte, die heimlich von der Pharmaindustrie bezahlt werden und sich als deren Lobbyisten betätigen.** Vier bis sechs Prozent des jährlichen Umsatzes der Pharmaindustrie wird nach Weiss für die

„Führung von Meinungsbildnern" ausgegeben. Die pharmatreuen Autoritäten der Schulmedizin ignorieren oder bekämpfen die alternative Medizin, indem sie ihre Methoden als wissenschaftlich nicht erwiesen und oft auch als gefährlich beurteilen.

Die ca. **300 000 deutschen Ärzte** ordnen sich aus verschiedenen Gründen weitgehend den Vorgaben der Autoritäten unter. **Zum einen haben sie, wie bereits erwähnt, im Medizinstudium logisches und kritisches Denken nicht gelernt, zum anderen haben sie Angst vor juristischen und standesrechtlichen Konsequenzen.**
Auch Politik, Gerichte und Verwaltung sind zunehmend ohn-mächtig gegen diese geballte Kapitalmacht. Wenn die Gesundheits-politik die Gewinne der Lobbyisten beschneiden will, drohen sie mit Entlassungen und Steuereinbrüchen. Die Politik versucht mit **immer neuen „Gesundheitsreformen",** die explodierenden Kosten einzu-grenzen. Ergebnisse dieser Reformen sind nicht etwa die Beschränkung der Industrien, die immer teurere Medikamente und Geräte auf den Markt bringen, sondern die **weitere finanzielle Belastung der Patienten und die weitere Ausbeutung der Ärzte, insbesondere der Hausärzte.**
Die moderne Medizin befindet sich in einer großen Krise. Fehlende Ethik und Moral haben ihrer Glaubwürdigkeit erheblich geschadet. **Inzwischen erkennen auch naive Patienten, dass es in unserem „Gesundheitswesen" nicht mehr um die Gesundheit des Patienten, sondern um den Profit geht.** Die steigenden Krankheits-und Pflegekosten können in Zukunft von unserer Volkswirtschaft nicht mehr aufgebracht werden.
Eine bedeutende Veränderung der prekären Situation könnte erreicht werden, wenn die zahlreichen schwerwiegenden Irrtümer der modernen Medizin, die zwar wissenschaftlich anerkannt, aber nicht wissenschaftlich erwiesen sind, aufgedeckt und zum Nutzen des Patienten und unserer Volkswirtschaft beseitigt werden würden.

Quellen

Bechter J., Neue Wege zu Gesundheit durch erfolgreiche Medizin, Sensei Verlag
Bruker M.O., Unsere Nahrung – unser Schicksal, emu verlag
Weiss H., Korrupte Medizin, KiWi - Verlag

Der Virus-Wahn
Behauptung 1:
Viren sind die Ursachen von Krankheiten.

Für die Schulmedizin sind krankmachende Viren die Feinde und Dämonen unserer Zeit. Sie werden für zahlreiche schwere Erkrankungen verantwortlich gemacht. Im 20. Jahrhundert versuchte man durch **Schutzimpfungen** diesen bedrohlichen Gegnern Herr zu werden, im 21. Jahrhundert werden vermehrt zusätzlich gegen Viren hochgiftige und sehr teure Medikamente eingesetzt, sogenannte **Virustatika.**

Es ist unbestritten, dass einige Bakterien und Pilze, wenn sie einen für sich **günstigen Nährboden** im Organismus vorfinden, wenn zum Beispiel der Körper übersäuert oder das Immunsystem geschwächt ist, schwerwiegende, teilweise lebensbedrohende Krankheiten verursachen können. **Die Existenz und krankmachende Wirkung all der angeblich krankmachenden und sogar tödlichen Viren wurde jedoch nie nachgewiesen.**

Fehlender Virusnachweis

Das direkte Nachweisverfahren, **die Virusisolation,** wurde schon vor längerer Zeit aufgegeben. **Maßgebend sind heute nur noch indirekte Nachweisverfahren wie:**

- **Der Antikörpertest**
- **Der PCR-Test (Polymerase-Kettenreaktion),** bei dem Genschnipsel (DNA) außerhalb eines lebenden Organismus vermehrt werden.
- **Das Zählen von Helfer T-Zellen** (spezielle weiße Blutkörperchen)

Viren als Sündenböcke

Es gibt zahlreiche Hinweise dafür, dass Viren und damit der **mono-kausale-mikrobielle Ansatz** erfunden wurden, **um Impf- und Medikamentenschäden sowie toxische Schäden zu ka-schieren** (siehe Tabelle 1).

Erkrankungen	*Wahrscheinliche Ursachen*
Spanische Grippe von 1918	Impfungen, Medikamente, Toxine (Gifte)
Kinderlähmung (Polio)	DDT (Insektizid), Schwerme-talle, zum Beispiel Blei, Arsen
Hepatitis C	Alkohol, Drogen, Medikamente
SARS (Lungenentzündung)	Virustatika, Antibiotika, Kortison
Vogel- und Schweinegrippe	Virustatika, Antibiotika

Tabelle 1

Erzeugung von Krankheiten

Gesunde Menschen und Tiere werden **durch immunologische Laborwerte als krank definiert und dann mit hochgiftigen Medikamenten krankgemacht bzw. getötet.**

Beispiele sind: **AIDS, Hepatitis C, Vogelgrippe**

Viele Medikamente, die heutzutage verordnet werden, zum Beispiel **Virustatika, Zytostatika, Antibiotika,** sind so giftig, dass durch sie gerade die Krankheiten erzeugt werden, gegen die sie wirksam sein sollen.

Üblich bei medizinischen Studien ist eine Placebogruppe, also eine Gruppe von Testpersonen, die ein Medikament ohne Wirkstoff bekommt. **Aus angeblich ethischen Gründen, man könne bei schweren Erkrankungen niemandem die „segensreichen" Medikamente vorenthalten, gibt es bei der Behandlung von AIDS, Hepatitis C oder Krebs keine Placebogruppe.** Deshalb können Nutzen und Schaden der medikamentösen Behandlung nur schwer gegeneinander abgewogen werden.

Wie konstruiert man eine Seuche?

Die Antwort lautet durch **Clustering.** Dabei werden Menschen mit **gleichen oder ähnlichen Krankheitssymptomen** aufgesucht und behauptet, dass **ein Virus alleinige Ursache** der Symptome ist.

Beispiele sind: **AIDS, Ebola, SARS, Vogelgrippe, Schweinegrippe.**

Zweifel, dass Viren die Ursache von Erkrankungen sind

1.1. „Spanische Grippe" - Pandemie 1918

Bei der sogenannten Spanischen Grippe gibt es erhebliche Zweifel an der Virustheorie:

1. Die rätselhafte Ausbreitung

Die Gleichzeitigkeit des Ausbruchs der Krankheitssymptome in Spanien und New York lässt sich weder durch eine Schiffsreise, noch durch Zugvögel erklären. **Es müsste das Virus zur gleichen Zeit an mehren Orten zu einem tödlichen Erreger mutiert sein.** Die Wahrscheinlichkeit für die zeitgleiche Mutation geht jedoch gegen null.

2. Misslungene Ansteckungsversuche

Inhaftierte Matrosen, denen Straferlass versprochen wurde, beteiligten sich „freiwillig" an Ansteckungsversuchen. **Kein einziger Matrose** in Boston (62 Personen) und in San Francisco (50 Personen), denen man Sekret aus Nasen und Rachen todkranker Männer in Nase und Rachen gespritzt hatte, **wurde angesteckt.**

Andere mögliche Ursachen für das Massensterben von 1918, das 20 bis 50 Millionen Todesopfer kostete:

- Die Katastrophe ereignete sich am Ende des Ersten Weltkrieges, **als unzählige Menschen völlig ausgelaugt, unterernährt und gestresst waren.**

- **Massenimpfungen (zum Beispiel gegen Pocken und Typhus),** bis 24 Impfungen pro Person. **Die Impfstoffe enthielten oft toxische Schwermetalle** und wurden aus grob gefiltertem Schleim hergestellt. **Die Erkrankungsrate der geimpften Soldaten war siebenmal so hoch wie unter den nicht geimpften Zivilisten.**

- **Überbehandlung mit chemischen Substanzen,** die das Immunsystem schwer beeinträchtigen können. In den Medikamenten waren **Arsen, Formaldehyd, Chinin, Strychnin** und **Chloroform,** das in der Leber zu Phosgen (Giftgas) umgewandelt wird.

- In schulmedizinischen Kliniken verstarben 33% der „Grippe-Kranken". **Naturheilkundliche Kliniken hatten Heilungsraten von fast 100%.**

- **Die meisten Todesopfer sind an bakteriellen Lungenentzündungen gestorben.** Es gab damals noch keine wirksamen Antibiotika.

1.2. Kinderlähmung (Polio)

Folgende Umstände sprechen dafür, dass auch Polio nicht durch Viren, sondern durch giftige Substanzen verursacht wurde:

- **Mit Blei oder Arsen vergiftete Hunde litten an den gleichen Symptomen wie menschliche Polio-Opfer.**

- Seit 1892 wurde in Massachusetts das **Pestizid Arsenate** eingesetzt. Nur zwei Jahre später ereignete sich die erste protokollierte Kinderlähmungsepidemie.

- 1907 wenige Monate nach Einsatz von **Calcium-Arsenat** erkrankten 69 Kinder an Polio.

- Zugleich mit der Einführung des **Insektizids DDT** (Nervengift) durch US-Truppen auf den Philippinen traten dort erste Polio-Fälle auf. In benachbarten Gegenden, wo das Gift nicht versprüht worden war, traten keine Erkrankungen auf. **In Tierversuchen wurde festgestellt, dass DDT denselben Teil des Rückenmarks schädigt, der auch bei der Kinderlähmung defekt ist.**

- Bei Affen und Meerschweinchen, denen man das vermeintliche Virus zu trinken gab oder ihnen in den Arm spritzte, traten keine Lähmungserscheinungen auf. **Erst als ihnen die „Virus-Suppe" ins Gehirn gespritzt wurde, traten polioähnliche Symptome auf.**

1.3. Hepatitis C

Auch bei der Hepatitis C gibt es zahlreiche Ungereimtheiten, die gegen eine Viruserkrankung sprechen:

- **Bisher ist es nicht gelungen,** im Blutserum von sogenannten Hepatitis C-Patienten **eine entsprechende Virusstruktur nachzuweisen.** Die **Viruslast,** die als Nachweis angewandt wird, ist ein mit PCR gemessener Laborparameter.

- Das HC-Virus soll nach einer Latenzzeit von 30 Jahren eine Leberzirrhose auslösen. **Blutseren von amerikanischen Rekruten, die vor ca. 60 Jahren eingefroren wurden, zeigen, dass sich HCV-Positive von HCV-Negativen bzgl. ihrer Lebererkrankungen nicht unterscheiden.**

- **Fast 80% der Drogenabhängigen werden HCV-positiv getestet.**

- Substanzen wie **Alkohol oder Drogen** schädigen die Leberzellen. **Die menschliche Zelle kann bei Schädigung selber die genetischen Teilchen erzeugen, die mit den PCR-Tests aufgefischt und einfach als von außen eingedrungene Viren gedeutet werden.**

- **Den angeblich virusbefallenen Patienten werden hochgiftige Medikamente (Virustatika) verabreicht,** die selbst die Leberzellen schädigen. **Auch diese Schäden werden den Viren angelastet.**

- An Tests auf Hepatitis C für Blutkonserven verdient der Pharmakonzern Chiron 240 Millionen Dollar pro Jahr.

1.4. Lungenentzündung (SARS)

- Wegen einigen Fällen von Lungenentzündung liefen 2003 plötzlich unzählige Chinesen in Hongkong und Singapur mit Mundschutz herum.

- **Behandlung der SARS-Opfern:**
  - Mit Antibiotika, die nicht wirkten.
  - Mit offener Lungenbiopsie und Beatmung.
  - **Mit hochdosierten intravenösen Gaben von Virustatika Und Kortison.**

SARS war eine banale Pneumonie, an der, weil ungünstig behandelt wurde, vermehrt Menschen starben.

1.5. Vogelgrippe

- **Schäden durch industrialisierte Geflügelhaltung wurden früher als Vogelpest und in letzter Zeit als Vogelgrippe bezeichnet.**

- Weil der angebliche Erreger **H5N1** nie gesehen wurde, so wurden auch bei der Vogelgrippe **Antikörper-Tests** bemüht, **die wegen des fehlenden Nachweises nie geeicht werden konnten.**

- **Vogelgrippetote:**
  Menschen, die unter Erkältungssymptomen unbekannten Ursprungs litten, wurden massiv mit Medikamenten (**Antibiotika, Virustatika, Kortison**) behandelt, um einem imaginären Virus den Garaus zu machen.

- **Präsident Georg Bush machte die Panik** („2 Millionen Amerikanern droht der Tod durch die Vogelgrippe") und **Außenminister Ronald Rumsfeld den Profit.** Rumsfeld ist einer der Hauptaktionäre der Pharmafirma Gilead, die das Virustatikum **TamifluR** herstellt. **Tamiflu wurde durch die Vogelgrippe vom „Ladenhüter" zum Erfolgsmedikament.** Von den meisten Staaten der westlichen Welt wurden große Vorräte an Tamiflu gekauft und eingelagert. Bald werden die Vorräte wohl als Sondermüll teuer entsorgt werden müssen.

1.6. Erkältungen und Grippeerkrankungen

Nach der **Traditionellen Chinesischen Medizin,** die auf 5000 Jahre Erfahrung zurückblicken kann, entstehen Erkältungen und Erkrankungen mit grippalen Symptomen **nicht durch Viren, sondern durch klimatische Einflüsse wie Wind-Kälte und Wind-Hitze.**

Symptome, die von Wind-Kälte verursacht werden
- Frösteln, Schüttelfrost
- **Leichtes Fieber ohne Schwitzen**
- Schnupfen und **Husten mit weisem Auswurf**
- **Abneigung gegen Kälte**
- Heller Urin
- **Stechende Schmerzen**
- Durchfall und Erbrechen

Nach der Chinesischen Medizin sollen diese Symptome mit **warmen** (gekochte Speisen) **und scharfen** (Zwiebel, Ingwer, Kurkuma, Majoran, Zimt) **Nahrungsmitteln** behandelt werden. Auch **Schüßler-Salze (Nr.3, Nr.4, Nr.8)** haben sich bewährt.

Symptome, die von Wind-Hitze verursacht werden
- **Fieber mit Schwitzen,** kaum Frösteln
- Halsschmerzen, Kopfschmerzen
- **Husten mit gelbem, zähem Auswurf**
- **Brennende Schmerzen**
- **Abneigung gegen Wärme**
- Sehr gelber, konzentrierter Urin
- **Hautausschläge**

Traditionell werden diese Beschwerden **mit sauren** (Zitrone, schwarze Johannisbeeren) **und bitteren** (Holunder) **Nahrungsmitteln** behandelt. Zusätzlich **Schüßler-Salze (Nr.3, Nr.5, Nr.10)**

Die Geschichte lehrt, dass es immer nur dann zu sogenannten Seuchen kam, **wenn das Immunsystem der Menschen geschwächt war, weil großer Mangel an Essen oder sauberem Trinkwasser herrschte oder chemische Gifte wie Medikamente, Kampfstoffe oder Pestizide zur Anwendung kamen.**

Quellen

Buchwald G., Impfen Das Geschäft mit der Angst, Knaur
Engelbrecht T., Köhnlein C., Der Virus-Wahn, emu verlag
Focks C., Hillenbrand N., Leitfaden Chinesische Medizin, Urban und Fischer
Friedl F., Das Gesetz der Balance, GU
Ploberger F., Grundlagen der Traditionellen Chinesischen Medizin, BACOPA Verlag
www.initiative.cc/Artikel/2004.Erreger.htm
www.initiative.cc/Artikel/2009 spanische grippe.htm

Die AIDS – Angst
Behauptung 2:
HIV ist die Ursache von AIDS.

Es existieren zwei kontroverse Hypothesen über die Ursache des **Acquired Immune Deficiency Syndrome** (AIDS).

1. Virus – Aids – Hypothese

Die Mehrzahl der pharmaorientierten Wissenschaftler und auch die überwiegende Mehrheit der Bevölkerung gehen davon aus, dass:

1. **das Humane Immuninsuffizienz - Virus (HIV) als Ursache von Aids eindeutig belegt wurde.**
2. **HIV – Tests zuverlässig sind.**
3. **HIV – Medikamente eine Erkrankung an AIDS hinauszögern.**

Ein Teil der Aids – Dissidenten, zum Beispiel **Peter Duesberg,** einer der bedeutendsten Retroviren-Forscher, **Kary Mullis,** der den Nobelpreis für die Entdeckung des PCR-Verfahren bekam, und **Heinrich Kremer, erkennt die Existenz des HI – Virus an, bestreitet aber, dass es die Ursache von Aids ist.** Andere (Stefan Lanka, Ryke Hamer) bestreiten auch die Existenz des Virus an sich.

2. Risiko – Aids – Hypothese

Die Group for the Scientific Reappraisal oft the HIV – Aids – Hypothesis (Gruppe der wissenschaftlichen Überprüfung der Virus – Aids – Hypothese) nennt folgende Ursachen für Aids:

❖ **Drogenmissbrauch** (Poppers, Crystal Meth, Heroin, Kokain)

❖ **Immununterdrückung durch häufige Bluttransfusionen.**

❖ **Einnahme der Anti-HIV-Substanz Azidothymidin (AZT).**
   Diese Substanz ist so giftig, dass sie in den 60er-Jahren des 20.
   Jahrhunderts zur Behandlung von Krebs verboten wurde.

❖ **Fehl- bzw. Unterernährung bzw. altbekannte, aber
   als „AIDS" umklassifizierte Erkrankungen.**

Es gibt keine einheitliche Definition von AIDS. Weltweit existieren
heute mindestens **sechs verschiedene gültige Definitionen
von AIDS.**

CDC – Definition von AIDS

AIDS ist eine von **25 konventionellen Krankheiten, wenn gleich-
zeitig Antikörper gegen HIV nachgewiesen werden können.**
Beispiele für solche Krankheiten sind: Tuberkulose, Herpes, Diarrhoe
(Durchfall), Candidiasis (Pilzerkrankung), Lymphome, Dementia.

Bangui – Definition von Aids

Bei der Bangui-Definition wird der notwendige HIV-Test wegge-
lassen. Somit ist es nicht klar, **ob ein Massensterben mit Wasting-
Syndrom** (Gewichtsabnahme um 10% des Körpergewichts, anhal-
tende Durchfälle, Fieber) **wirklich Aids war oder ob die Menschen
verhungert sind. Seit der offiziellen Bangui-Definition gibt
es in Afrika in der Statistik fast keine Hungertoten
mehr,** was Nahrungs- und Entwicklungshilfeprojekten die finanzielle
Basis nimmt.
**In Afrika sind unspezifische und weitverbreitete Symp-
tome wie Durchfall oder Fieber in Kombination mit
Husten ausreichend zur Diagnose von AIDS.**

In den USA gelten Menschen zusätzlich dann als an AIDS erkrankt, **wenn die im Blut gezählten CD4-Lymphozyten unter 200 pro ml absinken.**

Die vier Kochschen Postulate, die eine Infektionskrankheit beweisen, werden vom HI-Virus nicht erfüllt

1. Der Erreger sollte in jedem Krankheitsfall im betroffenen Gewebe gefunden werden.
Bei mindestens 10-20% der Aids-Patienten ist jedoch überhaupt kein HIV nachweisbar. HIV kann auch nicht in den Läsionen des Karposi-Sarkoms (Krebserkrankung) isoliert werden.

2. Der Erreger sollte aus anderen Erregern und aus dem Körper des Wirts isoliert werden.
Die HIV-Mengen bei AIDS-Patienten sind typischerweise so niedrig, dass das Virus indirekt von den Patienten isoliert werden muss.

3. Der Erreger muss die gleiche Krankheit erzeugen, wenn er einem gesunden Wirt injiziert wird.
HIV wurde in Experimenten Schimpansen injiziert und hat keine Krankheiten verursacht. Auch bei zufälligen Infektionen bei Menschen, die im Gesundheitswesen tätig sind, kam es nicht zum Krankheitsausbruch.

4. Derselbe Erreger sollte beim neu erkrankten Wirt zu gewinnen sein.
Bis das dritte Postulat erfüllt werden kann, ist das Vierte irrelevant.

Wegen der fehlenden Postulate musste die Wissenschaft die Hypothese aufstellen, dass das HI-Virus die Krankheit im Körper durch indirekte Mittel verursacht. **Durch derartige Erfindungen lässt sich praktisch jede Mikrobe für jede Krankheit verantwortlich machen.**

Kritikpunkte an der Virus-Aids-Hypothese

- Warum können die **Kochschen Postulate für HIV nicht erfüllt** werden?

- **Die lange und unbeständige Latenzzeit** zwischen HIV-Infektion und Aids.

- Wie kann HIV das Immunsystem zerstören, obwohl es nie mehr als einen kleinen Bruchteil seiner Zellen infiziert?

- HIV unterscheidet sich nicht genug von anderen Retroviren, um das angeblich unterschiedliche Verhalten zu erklären.

- **Vorherrschen von Männern bei Aids-Fällen in den USA, das übereinstimmt mit dem Vorherrschen von Männern unter stark Drogenabhängigen.** 80% der Aids-Kranken in der westlichen Welt sind Männer. **Die ungleiche Verteilung zwischen den Geschlechtern ist untypisch für eine Viruserkrankung.**
  AIDS hat sich in der westlichen Welt entgegen den Prognosen nicht in der allgemeinen Bevölkerung verbreitet, also über die ursprünglichen Risikogruppen **(Drogensüchtige, Homosexuelle, Bluter)** hinaus.

- **Vorhandensein von Aids-ähnlichen Krankheiten ohne HIV.**

- Die Sättigung der Anzahl von Aids-Fällen auf einem Niveau, das viel niedriger ist als die Anzahl von HIV-Infizierten.

- Die Zahl der HIV-Infizierten in Amerika liegt seit der Verfügbarkeit von HIV-Antikörpertests bei nahezu konstant einer Million. **Ein Ausbreiten und Abklingen wie bei einer Virusepidemie ist nicht zu erkennen.**

- **Kein Unterschied im Krankheitsbild zwischen Menschen mit HIV und Menschen ohne HIV.**

- Der **Western-Blot-Test,** der bisher als sicherer HIV-Zweittest nach einem positiven **Elisa-Test** eingesetzt wurde, **ist nicht reproduzierbar und ist in England bereits nicht mehr zugelassen.**

- **Die T-Helferzellzahl,** welche als Indikator für den Zustand des Immunsystems angesehen wird, **hängt von vielen Faktoren ab,** zum Beispiel von der Tageszeit der Entnahme der Blutprobe, vom vorherigen Nikotin- und Alkoholgenuss des Patienten, der Transportdauer und der Temperatur der Probe auf dem Weg zum Labor. **Sie ist also ebenfalls praktisch nicht reproduzierbar.**

- **Statt am Gesundheitszustand eines Patienten wird der Erfolg einer Therapie an scheinbar objektiven Kriterien wie der T-Helferzellzahl und der Viruslast gemessen.**

Es wird im Bericht der AIDS-Organisation der UNO behauptet, dass geschätzt weltweit 34 Millionen Menschen mit HIV infiziert oder AIDS-krank sind. 25 Millionen alleine in Afrika. **Der WHO-Bericht von November 1999 spricht von nur 2,2 Millionen gemeldeten AIDS-Fällen. Außerdem wird die Häufigkeit von AIDS durch aufaddierte Neuerkrankungszahlen verfälscht.**
Massenimpfungen in Afrika führen zu Infektionen, da mehr als 80% der Einmalspritzen mehrfach verwendet werden. **Auch sind Impfungen bei geschwächtem Immunsystem durch Unter-ernährung nicht ungefährlich.**

Die sogenannte **hochaktive antiretrovirale Therapie (HAART)** mit drei oder mehr Medikamenten (Reverse Transkriptase Hemmer und Proteasehemmer) **ist in den westlichen Ländern heute die Standardtherapie.** Nebenwirkungen von HAART sind **Nerven-schäden,** Anämie, **Herzinfarkt, Lipodystrophiesyndrom** (Störung im Zucker- und Fettabbau, tritt zu 50% bei Proteasehemmern auf) und Stigmatisierung durch Fettabbau im Gesicht.

Bis zum heutigen Tag existieren kein Experiment und keine wissenschaftliche Studie, die eindeutig zeigt, dass AIDS durch HIV verursacht wird.
Die Macht, Krankheit und Normalität zu definieren, macht AIDS zum politischen Thema. **Das HIV-AIDS-Dogma wird trotz der fehlenden Beweise gebetsmühlenartig kritiklos hinge-nommen.**

Wenn die Aids-Virus-Hypothese falsch und die Risiko-Hypothese richtig ist, lassen sich daraus mehrere wichtige Schlüsse ziehen:

- Die Hemmung von HIV durch Medikamente, zum Beispiel AZT, erreicht nichts, während die Medikamente genau die Immununterdrückung herbeiführen, die sie eigentlich verhindern sollen.

- **Es ist ein Skandal, dass aufgrund von Laborwerten hochgiftige Medikamente auch bei HIV-Infizierten ohne AIDS-Symptome angewandt werden.**

- **Kondome und sterile Nadeln** begrenzen vielleicht die Übertragung von Infektionskrankheiten, **schützen aber nicht vor den immununterdrückenden Wirkungen von Heroin, Kokain und dem übermäßigen Gebrauch von Antibiotika.**

- **Die Angst vor einer HIV-Infektion ist unbegründet** und sollte nicht mehr länger den gesunden Menschenverstand ausschalten.

Quellen

Engelbrecht T., Köhnlein C., Der Virus-Wahn, emu verlag
Köhnlein C., Virale Seuchen, die es gar nicht gibt, in Raum und Zeit
Leitner M., Hein J., Das AIDS-Roulette, in Comed 12, 2000
www.rethinkinggaids.de/duesberg/vortrag.htm

Die Krebs – Tragödie
Behauptung 3:
Krebs entsteht durch Genmutationen im Zellkern
Bestrahlung und Chemotherapie heilen Krebs.

Bereits 1971 erklärte US-Präsident Richard Nixon dem Krebs den Krieg („War on Cancer"). **Seither führt die Schulmedizin einen erbitterten Kampf gegen den Krebs und die Kriegsopfer sind die Krebspatienten, in deren Körper die Schlachten ausgefochten werden.** Die etablierte Medizin fährt starke Geschütze (Skalpell, Strahlentherapie, Chemotherapie) gegen die **„Seuche der Neuzeit"** auf, die oft eine totale Verwüstung im ganzen Körper anrichten.
Wie bei jedem Krieg gibt es Gewinner und Opfer. Die Pharma- und Gerätetechnik-Industrie macht mit diesem Krieg **Multimilliarden-Gewinne. Allein in Deutschland werden jedes Jahr ca. 220 000, weltweit etwa 7 Millionen Kriegsopfer gezählt.**

Obwohl immer mehr Geld für Forschung und Behandlung von Krebs ausgegeben wird, **hat sich in den letzten 40 Jahren die Überlebenszeit bei soliden Tumoren** (Brust-, Prostata-, Lungen- und Darmkrebs), die ca. 80% der Krebserkrankungen ausmachen, **nicht wesentlich verlängert.**

In Kulturen mit natürlichen Lebensbedingungen trat Krebs erst dann als Krankheit auf, als dort die Zivilisation und die **Zivilisationskost** Einzug gehalten hatten. **Es spricht vieles dafür, dass Krebs nicht schicksalsgegeben oder in den Genen einprogrammiert ist, sondern menschengemacht.**

Die Mutationstheorie

Nach der bevorzugten Theorie der Schulmedizin für die Krebsentstehung gelten als primäre Krankheitsursachen **zufällige Defekte (Mutationen) der DNA im Zellkern gesunder Zellen,** die durch Einwirkung von Strahlen oder schädlichen Chemikalien entstehen. Gemäß der Mutationstheorie entsteht so aus einer einzigen „entarteten" Zelle **eine Tumorzellkolonie mit identischem DNA-Defekt.** Auf dieser Annahme basieren die Standardtherapien der Krebsmedizin: **Operation, Chemotherapie, Strahlentherapie.**

Wenn diese Theorie richtig ist, müsste der Zellkern einer Krebszelle, den man in eine gesunde Zelle pflanzt, diese zu einer Krebszelle machen und umgekehrt, wenn man einen gesunden Zellkern in eine Krebszelle bringt, müsste diese wieder zu einer normalen Zelle werden. Mc Kinney 1969 und Mintz und Ilmensee 1975 konnten in Experimenten beweisen, dass dies nicht der Fall ist. **Mc Kinney tauschte den Zellkern einer Eizelle des Leopardenfrosches gegen den bösartigen Zellkern einer Krebszelle aus. Doch nach dessen Befruchtung kamen völlig gesunde Frösche zur Welt.**

Auch nicht vereinbar mit der Mutationstheorie ist, **dass am Herzen so gut wie nie Krebs auftritt,** obwohl es dort Milliarden von Zellen mit einer DNA gibt.

Außerdem hat sich herausgestellt, dass jede einzelne Krebszelle, auch im gleichen Tumor eines Kranken, eine unterschiedliche genetische Variation aufweist.

Metastasen sind schulmedizinisch gesehen Tumorzellen, die sich vom Ursprungstumor entfernt und sich irgendwo anders im Körper angesiedelt haben. Diese Theorie widerlegen folgende Fakten:

1. Wären Metastasen wirklich Tochterzellen des Primärtumors, dann müssten sie ja auch die Eigenschaften der „Eltern" haben. **Metastasen bestehen jedoch oftmals aus mehreren unterschiedlichen Zellarten.**

2. **Warum sind wir nicht in der Lage,** trotz modernster Labortechnik, **Metastasen grundsätzlich im Blut festzustellen ?**

3. Warum wird das Blut von Blutspendern nicht auf Mikrometastasen untersucht?

4. **Warum gibt es fast immer nur Metastasen in der Leber, der Lunge, im Gehirn und in den Knochen?**

5. **Woher wissen wir, dass die zirkulierenden Krebszellen vom Tumor stammen und nicht „ganz normale Krebszellen" sind, wie der Körper sie ja sowieso täglich produziert?**

Der Therapieansatz der Mutationstheorie ist die Zerstörung des Tumors und der Metastasen. Der schulmedizinisch geprägte Arzt hat die Vorstellung: **Tumor = Krebs und Tumor weg = Krebs weg.**
In den meisten Fällen ist jedoch eine Verkleinerung des Tumors nicht gleichzusetzen mit einer Verlängerung des Lebens.
Welchen ungeheuren Preis (Krebstode) müssen wir bezahlen, wenn ein wissenschaftlicher Irrtum (Strahlen- und Chemotherapie) gesetzlich festgeschrieben wird.

Die Throphoblastentheorie

Wie oben bereits erwähnt ist die Grundlage der schulmedizinischen Behandlung von Krebs die **Mutationstheorie,** nach der durch genetische Veränderungen aus gesunden Zellen Krebszellen entstehen. Diese Theorie wird auch in der Schulmedizin zunehmend von der **Stammzelltheorie** verdrängt. Sie postuliert, dass Krebs von wenigen gewebespezifischen Stammzellen ausgeht, die immer wieder neue unkontrollierte Zellen produzieren.

Die Stammzell- bzw. **Throphoblastentheorie** wurde bereits 1902 vom Embryologen **John Beard** aufgestellt und 1952 vom Arzt und Biochemiker **Ernst T. Krebs junior** weiterentwickelt. **Manipulierte Studien in den USA sorgten in den 70er Jahren dafür, dass die Throphoblastentheorie wieder vergessen und weiter an der Mutationstheorie festgehalten wurde.**

Nach Beard ist **Krebs ein außer Kontrolle geratener Heilungsprozess aufgrund von Überfluss und Mangel in der Ernährung.** Schäden von innen (Alterungsprozesse) und außen (Strahlen, Chemikalien, Verletzungen usw.) machen **Reparaturvorgänge** überall im Körper notwendig. Es werden Stammzellen angelockt, die **unter dem Einfluss von Östrogenen** Throphoblasten bilden, die die Aufgabe haben, Schäden zu reparieren. **Wenn die Throphoblasten nach ihrer Reparaturarbeit am programmierten Zelltod (Apoptose) gehindert werden, entstehen Krebszellen.** Die Apoptose wird besonders durch **Wachstumsfaktoren** wie **IGF1** (Insulin like growth factor) und **EGF** (Epidermal growth factor) verhindert. Sie sind in hoher Konzentration in **Milch und Milchprodukten**, in niedrigerer Konzentration in **Fleisch- und Wurstwaren** enthalten. **Milch wirkt wie eine Insulinspritze. Sie fördert das Wachstum von Krebszellen und von Zellen arteriosklerotischer Plaques.**

Für die Demaskierung und Eliminierung der ständig bei Reparaturvorgängen im Körper entstehenden Krebszellen sind von der Natur **fünf Schutzfaktoren** vorgesehen:

1. **Abkapselung der Krebszellen durch starke Vermehrung gesunder Zellen der Umgebung.** Es entsteht ein Tumor, der überwiegend aus gutartigen Zellen besteht und eine weitere Ausbreitung der bösartigen Zellen verhindern soll.

2. **Enzyme der Bauchspeicheldrüse** (Trypsin, Chymotrypsin) zerstören die schützende Eiweißhülle der Krebszellen. **Bei der Verdauung von tierischem Eiweiß** (Milchprodukte, Fleisch, Wurstwaren) **und zu viel Zucker werden die Bauchspeicheldrüsenenzyme verbraucht** und stehen nicht mehr der Krebsbekämpfung zur Verfügung.

3. **Enzyme und Hemmstoffe aus Pflanzen (sekundäre Pflanzenstoffe),** die ebenfalls die Eiweißhülle der Krebszellen beseitigen oder Krebszellen an der Vermehrung hindern. **Sie müssen über die Nahrung aufgenommen werden.**

4. **Weiße Blutzellen (T-Lymphozyten, Natürliche Killerzellen)** Sie können jedoch nur durch Bauchspeicheldrüsenenzyme oder sekundäre Pflanzenstoffe demaskierte Krebszellen beseitigen.

5. **Vitamin B17 (Amygdalin), das selektive Zytostatikum der Natur. Es vergiftet ausschließlich Krebszellen, während es gesunde Zellen sogar fördert.** Es muss über **pflanzliche Nahrung** (Samen von Rosazeagewächsen, Hülsenfrüchte, Beeren, Hirse, Leinsamen, Walnüsse, Macadamianüsse, Kürbiskerne) zugeführt werden.

Krebs ist nach der Throphoblastentheorie **eine chronische Allgemein- bzw. Stoffwechselerkrankung aufgrund eines Überflusses an artfremden Nahrungsmitteln** (Kuhmilch, raffinierter Zucker, Fleisch- und Wurstwaren) **und eines Mangels an Bauchspeicheldrüsenenzymen, Sekundären Pflanzenstoffen und ganz besonders ein Mangel an Amygdalin. Der Tumor ist also nur ein Symptom.** Deshalb ist Krebs durch eine gesunde Lebensweise vermeidbar und grundsätzlich auch durch eine aufbauende Therapie reversibel.

Der Irrsinn der Strahlen- und Chemotherapie

Um besser den Sinn oder Unsinn der klassischen Behandlungs-methoden bei Krebs verstehen zu können, müssen wir uns näher mit den Eigenschaften verschiedener Zellen beschäftigen.

Gesunde Zellen und gutartige Tumorzellen

Gesunde Zellen
- unterliegen einer Wachstumskontrolle
- begehen „Selbstmord" **(Apoptose),** wenn sie stark geschädigt sind.

Gutartige Tumorzellen
- entziehen sich der **Wachstumskontrolle**
- und der **Apoptose** (programmierter Zelltod)
- verdrängen das umliegende Gewebe
- **sind <u>sehr empfindlich</u> auf Strahlen- und Chemotherapie**
- **schützen den Organismus durch die Abkapselung bös-artiger Krebszellen** (viele bösartige Tumore bestehen aus 90 bis 97% gutartigen Zellen). **Ähnlich abgekapselt werden die Bakterien, die Tuberkulose (TBC) verursachen.** Erst wenn die Abkapselung durchbrochen wird, wird die Tuberkulose gefährlich. Dies gilt auch für bösartige Tumore.

Bösartige Krebszellen und Metastasen

Bösartige Krebszellen
Alle aggressiven Krebszellen verbrennen nicht mehr wie gutartige Zellen Sauerstoff, sondern **vergären zur Energiegewinnung Traubenzucker (Glukose).** Sie sind dann vollkommen von Glukose abhängig. **Deshalb können Krebszellen durch Zuckerentzug ausge-**

hungert werden. Da bösartige Krebszellen die 20 bis 30 fache Menge an Glukose benötigen, haben sie an ihrer Oberfläche etwa **sechs Mal so viele Insulinrezeptoren** wie gesunde Zelle. Aus diesem Grund wird ihr Wachstum besonders durch Insulin und insulinähnliche Wachstumsfaktoren gefördert. **Bei der Umstellung des Stoffwechsels in der Zelle von Verbrennung auf Gärung entstehen großen Mengen an linksdrehender Milchsäure. Sie ist das „Schwert" und „Schutzschild" der bösartigen Krebszellen,** die dadurch folgende zusätzliche Eigenschaften bekommen:

- Sie inaktivieren das **Immunsystem**
- dringen in das umliegende Gewebe ein **(Invasion)**
- bilden **neue Gefäße**
- sind **<u>unempfindlich</u>** gegen Strahlen- und Chemotherapie

Metastasen
haben Eigenschaften wie gutartige Tumoren:

- eine glatte, runde Begrenzung
- verdrängen das umliegende Gewebe
- können selbst keine Metastasen bilden.

Die schrecklichen Auswirkungen der Strahlen- und Chemotherapie

1. Strahlen und Zytostatika können bösartige Zellen nicht von gutartigen Zellen unterscheiden. **Sie zerstören einfach alles, was schnell wächst.** Die Einflüsse besonders auf das **Knochenmark** und auf das **lymphatische System,** oftmals auch auf die Nieren, die Leber und das Gehirn („Chemo-Gehirn") sind verheerend. **Gerade Metastasen in der Leber sind eine typische Nebenwirkung der Chemotherapie,** da durch die hochgiftigen Medikamente besonders in der Leber (Entgiftungsorgan) Reparaturvorgänge, die außer Kontrolle geraten können, notwendig werden.

2. **Wirklich bösartige Krebszellen lernen mit der Zeit, sich gegen Strahlen und jede Art von Zytostatika zu wehren.** Chemotherapie begünstigt das Wachstum der therapieresistenten Zell-Linien und lässt deshalb die gefürchteten Metastasen erst entstehen.

3. Durch Strahlen- und Chemotherapie **werden die wichtigsten Schutzmechanismen des Organismus gegen Krebs außer Gefecht gesetzt.** Da gutartige Tumorzellen gegenüber Chemo- und Strahlentherapie besonders empfindlich sind, wird die Abkapselung der bösartigen Tumorzellen zerstört. Außerdem wird das Immunsystem, das Krebszellen eliminieren soll, durch die Behandlung immer mehr geschwächt.

4. Sie schädigen einen bereits kranken Organismus noch mehr, sodass er für eine echte Heilung meist nicht mehr zugänglich wird. **Durch Chemotherapie wird oft die Chance auf Heilung vergeudet.**

5. **Die traurige Wahrheit ist, dass die erreichte Tumorschrumpfung das Leben des Patienten gar nicht verlängert.** Krebsmedikamente werden genehmigt, sobald mit ihnen der Tumor verkleinert werden konnte – auch wenn das Leben des Patienten gar nicht verlängert wurde. **Chemotherapie gilt als wirksam, wenn mit ihr die Tumorgröße für 28 Tage oder länger um mindestens 50% reduziert werden kann.**

6. Die wenigen Studien, die trotz des schulmedizinischen Widerstandes bisher möglich waren, zeigen, **dass Patienten, die keiner schulmedizinischen Therapie unterzogen wurden, nicht nur bedeutend länger lebten, sondern auch in der ihnen noch verbliebenen Zeit eine merklich höhere Lebensqualität hatten.**

Der Patient ist nicht gesund geworden, weil er mit konventionellen schulmedizinischen Methoden behandelt wurde, sondern obwohl er damit behandelt wurde. Die Frage lautet also: **„Wie lange hält ein Mensch eine Strahlen- und Chemotherapie aus, ohne daran zu sterben.** Es gibt Untersuchungen, die behaupten, dass 98% der Krebspatienten an den Folgen der Behandlung sterben. Häufig wird der Krebs erst dann lebensbedrohlich, wenn er behandelt wird. **Es ist bekannt, dass die meisten Krebspatienten nicht an dem Tumor sterben, sondern an der Kachexie (Auszehrung) und an Infektionen.** Die konventionellen Behandlungen schädigen nachhaltig die Verdauungsorgane, den Stoffwechsel und das Immunsystem.

Die Krebsmedizin lehnt es ab, Krebsmedikamente mit Placebos zu vergleichen. Gegen Vergleiche von Chemotherapie mit alternativen Therapien wie Diät und Sport sperrt man sich seit jeher. Nach Aussage des Deutschen Krebsforschungszentrums (DKFZ) **wäre ein Vergleich von Chemotherapie mit Placebo „unethisch". Die Wahrheit ist, dass ein Verfahren wie die Chemotherapie, das eine so schlechte Erfolgsstatistik hat, sehr leicht vom Markt zu fegen wäre, wenn es nicht gewaltsam geschützt wird.** In einem Artikel („The Contribution of Cytotoxic Chemotherapie to 5-year Survival in Adult Malignancies") der Zeitschrift „Clinical Oncology" wurde festgestellt, dass eine Auswertung von Daten von 72 946 Krebspatienten in Australien und 154 971 Krebspatienten in den USA zu dem niederschmetternden Ergebnis kommt, **dass Chemotherapie nur bei 2,3% (Australien) bzw. 2,1% (USA) aller Krebspatienten ein Erfolg brachte** (Erfolg = 5 Jahres Überlebensrate).

Der Gesundheitsmarkt wird von der Pharmaindustrie beherrscht. **Erfolg versprechende Krebstherapien, mit denen kein Geld zu verdienen ist, sind entweder ziemlich unbekannt geblieben oder vom Markt gefegt worden.** Eine Sache – wie gut sie auch immer sein mag – ist kein Pfifferling wert, wenn man damit nicht viel Geld verdienen kann. Und mit einer ziemlich wertlosen Sache kann man sehr viel Geld machen, wenn man sie nur richtig propagiert. Jemand hat einmal ausgerechnet, dass ein schulmedizinisch behandelter Krebspatient an die **2,5 Millionen Euro** „wert" ist.

Die Behörden interessiert nicht, ob eine Behandlung erfolgreich war, sondern nur, ob den bestehenden Regelungen Genüge getan wird. **Und die Medien helfen durch unkritischen Journalismus mit, die Patienten in Panik zu versetzen.**

Besonders nachdenklich sollte eine kanadische Studie machen, nach der **80% der befragten Onkologen im Falle einer Krebserkrankung sich und ihren Angehörigen keine Chemotherapie würden verabreichen lassen.** Die überwiegende Begründung lautete: **„Weil die Medikamente giftig und nutzlos sind".**

Alternative Maßnahmen bei Krebs

Aus der Throphoblastentheorie und den oben genannten Eigenschaften von Krebszellen ergeben sich folgende Schlussfolgerungen:

Das Krebswachstum fördern

- ein Überangebot an **Glukose aus Zucker und Stärke** (Brot, Teigwaren, weißer Reis, Kartoffeln) in den Zellen.

- **Wachstumsfaktoren und Hormone (zum Beispiel Progesteron) in Milchprodukten und Fleisch.**

- **zu viele Omega-6-Fettsäuren** in Fleisch, Sonnenblumenöl und Milchprodukten.

- Sauerstoffmangel im Gewebe und Schwächung des Immunsystems bei **Bewegungsmangel und Dauerstress.**

- Stresshormone (**Noradrenalin, Kortisol)** bei Dauerstress

- Zerstörung der wichtigsten Schutzmechanismen des Körpers gegen Krebs (Abkapselung, Immunsystem) durch **Strahlen- und Chemotherapie.**

Das Krebswachstum hemmen

- **fasten** oder strenge Reduktion der Kohlenhydrate.

- **meiden tierischer Nahrungsmittel** (Fleisch, Wurst, Milchprodukte).

- **viel Obst, Gemüse, Salat und Kräuter,** auch Nüsse und Samen aus ökologischem Anbau.

- **Omega-3-Fettsäuren** aus fettem Fisch, Leinöl, Gemüse.

- **Rechtsdrehende Milchsäure** aus Sojajoghurt und vergorenem Gemüse (zum Beispiel Sauerkraut).

- **Vitamin B17 (Laetril)** aus bitteren Aprikosenkernen.

- Aktivierung der Mitochondrien, Leerung der Glykogenspeicher, Sauerstoffaufnahme und Immunsteigerung durch **regelmäßige sanfte Ausdauerbewegung.**

- **Stressabbau und Lösung scheinbar auswegloser Probleme.**

Die Lösung des Krebsproblems liegt nicht in Medikamenten, sondern in der Ernährung. Ernährungsempfehlungen der Schulmedizin bei Krebs lauten jedoch oft: **„Essen Sie, was sie wollen. Es spielt keine Rolle. Aber achten Sie darauf, dass Sie nicht abnehmen".**

Aus der Throphoblastentheorie ergeben sich folgende vorbeugende und therapeutische Empfehlungen:

1. **Solide Tumoren sollten in Ruhe gelassen werden.** Weder eine Punktion, noch eine operative Entfernung des Tumors sind ratsam. Auch eine Zerstörung der Geschwulst durch Bestrahlung oder Chemotherapie ist unbedingt zu vermeiden. **Operationen, Bestrahlungs- und Chemotherapie haben folgende negative Auswirkungen:**

- **Sie fördern** durch Zerstörung der Abkapselung die Ausbreitung der Throphoblasten.

- **provozieren zahlreiche neue Reparaturvorgänge,** aus denen neue Krebszellen, auch Metastasen, entstehen können.

- **schwächen massiv das Immunsystem**

- **schädigen nachhaltig zahlreiche gesunde Zellen.**

2. **Krebsfördernde Nahrungsmittel sollten möglichst gemieden werden.**

- **Milch und Milchprodukte.** Sie enthalten hohe Konzentrationen an **Hormonen und Wachstumsfaktoren,** die den Zelltod der Throphoblasten nach der Reparatur verhindern und sowohl das Wachstum des Primärtumors, als auch das Wachstum von Metastasen fördern. **Sie sollten deshalb <u>unbedingt</u> gemieden werden.**

- **Fleisch- und Wurstwaren.** Sie enthalten wie Milchprodukte viel tierisches Eiweiß, das die Enzyme der Bauchspeicheldrüse verbraucht.

- **Zucker, Weißmehlprodukte, helle Teigwaren, weißer Reis.** Sie schwächen das Immunsystem, übersäuern den Körper und dienen Krebszellen, die über Gärung, nicht über Verbrennung von Sauerstoff Energie gewinnen, als ideale Nahrung.

3. Krebshemmende Lebensmittel sollten in großen Mengen verzehrt werden.

- **Gemüse,** besonders Kohlgemüse, Zwiebeln, Lauch und Knoblauch, Sauerkraut

- **Obst,** besonders Beeren, Äpfel mit Kernen und Rosinen

- **Hülsenfrüchte** (Linsen, Erbsen, Bohnen)

- **Sojaprodukte** (Sojamilch, Tofu, Sojajoghurt, Sojasahne)

- **Nüsse** (Walnuss, Macadamianuss) und **Samen** (Leinsamen, Kürbiskerne)

- **Raps-, Oliven- und Leinöl**

- **Hirse, Roggen,** Vollkornhafer, Buchweizen

- 200-300g **fetter Fisch** pro Woche

- 2-3 Tassen **Grüner Tee,** kleine Mengen Rotwein (0,1-0,2 l pro Tag), Kakao

4. Aufnahme von Amygdalin (Vitamin B17) aus bitteren Aprikosenkernen

- Zur Vorbeugung: **1 Kern pro 5 kg Körpergewicht täglich.**

- Zur Behandlung: **40-50 Kerne pro Tag,** zerkaut oder zerkleinert in **Portionen von 6 Kernen,** zusammen mit frischen oder getrockneten Aprikosen, Ananas oder Papaya.

5. **Regelmäßige,** moderate (60-70% der maximalen Herzfrequenz) **Ausdauerbewegung,** ca. 45 Minuten täglich: z.B. **zügiger Spaziergang,** Walking, Jogging, Radfahren.

6. **Abbau von Dauerstress, ausreichende Entspannung und Erholung, ausreichender Schlaf** (mindestens 7-8 Stunden pro Nacht).

7. **Lösung von chronischen Konflikten und Problemen, die zum Gefühl der Ohnmacht oder des Kontrollverlustes führen,** zum Beispiel permanente Existenzangst, ständige Demütigungen und Kränkungen.

8. **Positives Lebensgefühl und positive Stimmung anstreben.** Immunzellen sind sensibel für Emotionen. Sie reagieren positiv auf emotionale Verfassungen, in denen Freude und das Gefühl der Verbundenheit mit anderen Menschen überwiegen.

Quellen

Bechter J., Neue Wege zu Gesundheit durch erfolgreiche Medizin, Sensei Verlag

Beliveeau R., Gingras D., Krebszellen mögen keine Himbeeren, Kösel

Budwig J., Krebs das Problem und die Lösung, Sensei Verlag

Budwig J., ÖL-Eiweiss-Kost, Sensei Verlag

Coy J., Franz M., Die neue Anti-Krebs Ernährung, GU-Verlag

Day Ph., Stahl, Strahl, Chemo und Co, Vom langen Ende eines Schauermärchens, Credence Publikation

Engelbrecht T., Köhnlein C., Pandit I., Sacher J., Die Zukunft der Krebsmedizin, naturaviva

Griffin G., Eine Welt ohne Krebs, Kopp

Hirneisen L., Chemotherapie heilt Krebs und die Erde ist eine Scheibe, Sensei Verlag

Kilian N., Krebs? Nur noch als Sternzeichen BOD-Verlag

Kremer H., Die stille Revolution in der Krebs- und AIDS-Medizin, ehlers Verlag

Kroiss Th., Heilungschancen bei Krebs, HERBIG

Moritz A., Krebs ist keine Krankheit, vox-verlag

Plant J., Das Leben in deiner Hand, Goldmann

Richardson J. A., Laetril im Kampf gegen den Krebs,

Rollinger M., Milch besser nicht, Jou Verlag

Servan-Schreiber D., Das Anti-Krebs-Buch, Goldmann

Überdiagnosen und Überbehandlung
Behauptung 4:
Krebs-Früherkennungsmaßnahmen bringen mehr Nutzen als Schaden.

Medizinische Früherkennungsmaßnahmen werden häufig als Vorsorgeuntersuchungen bezeichnet. Diese Bezeichnung ist jedoch sachlich nicht korrekt, da durch diese Untersuchungen Krankheiten nicht vorgebeugt bzw. verhindert werden.

Die Obduktion von Unfallopfern, Selbstmördern, Herzinfarktpatienten und auf natürliche Weise Verstorbenen **ergab bei 97% aller Leichen Krebstumore, die aus schulmedizinischer Sicht hätten behandelt werden müssen. Aber nur bei 8% dieser Menschen wurde zu Lebzeiten Krebs diagnostiziert und auch behandelt.** Die anderen hatten Krebs und wussten nichts davon, die Glücklichen, sie starben an Altersschwäche oder anderem. Wie neue Forschungen bestätigen, **werden im Zuge der Krebsfrüherkennung offenbar viele Tumore gefunden, die – wenn sie nie entdeckt und behandelt worden wären – im Laufe des Lebens nie Probleme bereitet hätten.** Viele von ihnen hören sozusagen von selbst auf zu wachsen oder verschwinden gar von selbst.
Bei einem Drittel aller obduzierten Frauenleichen zwischen 40 und 50 Jahren war bei der Obduktion Brustkrebs vorhanden. 50% aller Männer über 60 Jahre haben Prostatakrebs. Nur jene sind erkrankt, die sich untersuchen ließen. **Krebs ist anscheinend erst gefährlich, wenn der Arzt ihn findet und wird dann lebensbedrohlich, wenn er behandelt wird.**

Die meisten Krebspatienten sind gesund, wenn sie zum Arzt gehen. **Erst nachdem der Arzt das Wort Krebs ausgesprochen hat, geht es den Patienten schlechter. In der Folgezeit werden sie dann durch die konventionellen Therapien schwer krank gemacht.**

Bei Brustkrebs beweisen Studien, **dass je früher man einen Tumor entdeckt hat, desto früher starben die Frauen an der Therapie und an dem Wissen um die Krankheit.** Die betroffenen Patienten leben heute, absolut betrachtet, nicht länger, ihre Krebserkrankung wird lediglich früher erkannt bzw. diagnostiziert.

Nutzen und Risiken der Mammografie

Die Mammografie ist eine Röntgenuntersuchung üblicherweise der weiblichen Brust. Ziel ist die Früherkennung von Brustkrebs. Verschiedene Studien zeigen, die Problematik dieser Untersuchung deutlich auf:

- Im Zeitraum von 10 Jahren profitiert **eine von 1000 Frauen (0,1%) von der Mammografie durch eine Lebensver-längerung**

- **258 von 1000 Frauen (26%) erleiden durch die Mammografie einen Schaden**

   o Drei Frauen (0,3%) erfahren die Brustkrebsdiagnose früher, leben aber trotzdem nicht länger. **Sie müssen länger mit der schrecklichen Diagnose leben, haben weniger gute Lebensjahre**

o Bei fünf Frauen (0,5%) werden Tumore gefunden und behandelt, die sich entweder zurückgebildet oder zu Lebzeiten keine Probleme gemacht hätten. **Es erfolgt also eine Überdiagnose.**

o **Bei 250 Frauen (25%) werden falsch positive Befunde erhoben.** Sie müssen die Krebsangst erleiden und unnötige Biopsien über sich ergehen lassen.

- **50 (5%) von den 250 Frauen erleiden eine Brust-OP, ohne dass sie Brustkrebs haben.** Sie werden unnötig verstümmelt.

- **741 von 1000 Frauen (74%) haben durch die Mammografie keinen Nutzen,** jedoch eine nicht unerhebliche Strahlenbelastung. **Bei 0,8 von 1000 Frauen wird durch die Strahlenbelastung Brustkrebs ausgelöst.**

- **Die Gesamtkosten für das Mammografie-Screening** in Deutschland pro Jahr betragen **ca. 500 Mio. Euro.**

In Dänemark wird in einigen Regionen ein Mammografie-Screening durchgeführt, in anderen nicht. In beiden Gebieten ging die Brustkrebssterblichkeit etwas zurück, **in Regionen ohne Screening sogar etwas stärker.**
Jede zweite Frau, die in Deutschland regelmäßig zur Mammografieuntersuchung geht, bekommt irgendwann einen positiven Befund, obwohl sie gar keinen Brustkrebs hat.

Die Bilanz lautet eindeutig: **weniger Mammografie = weniger Brustkrebs.**

Nutzen und Risiken des PSA-Test

PSA ist die Abkürzung für das **prostataspezifische Antigen.** PSA ist ein Eiweiß und wird vor allem von den Epithelzellen der Prostatadrüsen gebildet und in die Samenflüssigkeit abgegeben. Im Blut kommt es bei gesunden Männern nur in sehr geringen Mengen vor. Bei verschiedenen Erkrankungen der Prostata, unter anderem beim Prostatakrebs, wird PSA vermehrt an das Blut abgegeben.
Ziel **des PSA-Screening ist die Erhöhung der Lebenserwartung** durch Früherkennung von Prostatakrebs. **Ob dieses Ziel erreicht werden kann, ist sehr umstritten und jedenfalls bisher nicht nachgewiesen. Sicher ist aber, dass zahlreiche Männer aufgrund des PSA-Tests unnötig diagnostiziert und behandelt werden.**

- Eine amerikanische Studie zeigte, dass **PSA-Untersuchungen die Lebensrate von Männern** im Alter ab 55 Jahren über einen Zeitraum von sieben bis zehn Jahren hinweg **nicht erhöhen.**

- Eine europäische Studie erkannte eine **leichte Abnahme der Sterblichkeitsrate.** Aber sie belegte auch, **dass 48 Männer behandelt werden mussten, um ein Leben zu retten.** Das macht jeweils 47 Männer, die mit höchster Wahrscheinlichkeit kein Sexualleben mehr haben und sich nicht mehr weit von der nächsten Toilette entfernen können.

- Laut einer finnischen Studie wurde Männern, die dreimal im Abstand von vier Jahren am PSA-Screening teilnahmen, in **12,5 % der Fälle ein falsch positiver Befund** mitgeteilt.

- Amerikanische Männer haben ein 16-Prozent-Risiko, irgendwann im Leben die Diagnose Prostatakrebs zu bekommen, aber nur eine Wahrscheinlichkeit von drei Prozent, daran zu sterben. Der Grund ist, **dass die meisten Prostatatumore langsam wachsen.**

- Wer in Deutschland an Prostatakrebs stirbt, ist sogar drei Jahre älter als das durchschnittliche männliche Sterbealter.

- Von den Männern über 50, die eines natürlichen Todes gestorben sind, sind ein Drittel nicht an Prostatakrebs verstorben, obwohl sie Prostatakrebs hatten.

- **Männer ab ca. 70 Jahren sterben unter anderem mit Prostatakrebs, nicht an ihm.** Wie bei anderen Screening-verfahren auch ist jedoch zu erwarten, **dass Karzinome entdeckt wurden, die dem Patienten während seines Lebens nie Probleme bereitet hätten.**

- 40 Prozent aller 50 jährigen Männer haben in der Autopsie einen Prostatakrebs und nur 8% davon würden daran sterben und nur bei 20% würde er überhaupt klinisch manifest, hingegen **80% werden zeitlebens davon nichts merken.**

Alternativen zu Krebsfrüherkennungsuntersuchungen

Krebs entsteht nicht von einem Tag zum anderen, sondern hat in der Regel eine längere Entwicklungszeit. **John A. Richardson** leitete in den 70er-Jahren des letzten Jahrhunderts eine alternative Krebsklinik in den USA. Er wurde von der herrschenden Schulmedizin massiv verfolgt, da er auch bei fortgeschrittenen Krebserkrankungen mit **Laetril** (synthetisch hergestelltes Amygdalin aus bitteren Aprikosen-kernen) und einer **Ernährungsumstellung** noch sensationelle Heilungserfolge erzielte. Er konnte bei seinen Patienten bestimmte Symptome ermitteln, die eine Art **vorklinisches Syndrom von Krebs** bilden:

❖ **Gefühl drohenden Unheils**

❖ **Unwohlsein**

❖ **Unerklärliche oder vage Schmerzen,** Kopfschmerzen

❖ Veränderter Stuhlgang

❖ **Appetit- und Energieverlust**

❖ **Depressionen**

Bei vielen Patienten, die über die Kombination dieser Symptome klagen, entwickelt sich nach Wochen bis wenigen Monaten ein klinisch feststellbarer Krebs. **In fast allen Fällen verschwanden bei Gabe von oralem Amygdalin die Symptome fast augenblicklich.** Die Patienten berichteten über nachlassende Schmerzen, zunehmenden Appetit, langsam wiederkehrende Energie und Stärke sowie über eine ganz wesentlich bessere Gemütslage.

Die beste Vorsorge gegen Krebs ist eine Vitamin B17 – reiche Ernährung. Bei Tausenden von Menschen in den USA, die sich Vitamin B17-reich ernähren, ist bisher kein Fall von Krebs bekannt.

Quellen

Engelbrecht T., Köhnlein C., Pandit I., Sacher J., Die Zukunft der Krebsmedizin, naturaviva
Kilian N., Krebs? Nur noch als Sternzeichen BOD-Verlag
Richardson J. A., Laetril im kampf gegen den Krebs,
Wikipedia, PSA-Test

Die Trittbrettfahrer
Behauptung 5:
Impfungen fördern die Volksgesundheit.

Ursachen des Rückgangs der Infektionskrankheiten

Im Mittelalter, als Menschen in den Städten auf engstem Raum zusammenlebten, war die Lepra ein ständiger Gast. **In dem Moment, als die Menschen mehr Platz hatten und die Städte über die Stadtmauern hinauswuchsen, verschwand die Lepra auch ohne Impfung.** Auch die Pest breitete sich aus, weil Menschen im Stroh auf dem Boden schliefen und deshalb ständig Kontakt mit Ratten hatten. **Ab 1893 wurde in Hamburg die Sandfilterung des Trinkwassers aus der Elbe eingeführt. Seit dieser Zeit kam es in Hamburg zu einem ständigen Rückgang der Erkrankungen an Cholera, Typhus und Pocken.** Bei den **Krankheiten des sozialen Elends** (Pocken, Tuberkulose, Keuchhusten und Diphtherie) lies sich die Abhängigkeit von sauberem Wasser nur undeutlich nachweisen. Ihre Häufigkeit nahm jedoch mit der Verbesserung der sozialen Bedingungen deutlich ab.
Seit ca. 200 Jahren war auch ohne Impfungen ein deutlicher Rückgang der Infektions- und Kinderkrankheiten festzustellen. Die Hauptursache dieser positiven Entwicklung ist wohl die Beseitigung des Hungers. Durch Kartoffeln und Mais konnte ab Mitte des 19. Jahrhunderts zunehmend eine ausreichende Ernährung erreicht werden.
Gerhard Buchwald beantwortet die Frage, wurden Krankheiten durch Impfungen ausgerottet, folgendermaßen: **Mit Impfungen sind die Impfärzte als Trittbrettfahrer auf den in voller Fahrt befindlichen Zug rückläufiger Infektionserkrankungen aufgesprungen und behaupten, mit Impfungen einen Sieg über die Seuchen errungen zu haben.**

Schädliche Auswirkungen der Massenimpfungen

Der eigentliche Sinn von Kinderkrankheiten für die körperliche und geistige Entwicklung des Kindes wird von der symptomorientierten Schulmedizin nicht erkannt. **Aus homöopathischer Sicht ist eine Krankheitserscheinung nie lokal begrenzt, sondern immer das Resultat, nur der äußere Ausdruck, einer Störung im Innern des Organismus.** So entzünden sich etwa nicht deshalb Mandeln, weil sich Erreger auf ihnen niedergelassen haben, sondern weil eine Störung im Körper diesen einen idealen Nährboden bietet. **Die Homöpathen sind der Überzeugung, dass ein Mensch dauerhaft gesünder wird, wenn Krankheiten im Therapieverlauf von oben nach unten und von innen nach außen gehen.** Unterdrückt man mit Medikamenten zum Beispiel einen Hautausschlag, verschwindet dieser zur Freude des Patienten. Monate später klagt er jedoch evtl. über Gelenkbeschwerden. **Dann ist das ganze Geschehen nach innen, also in die falsche Richtung gegangen.** In der DDR gab es auch deshalb weniger Allergien, da nicht so viele Medikamente zur Unterdrückung von Infekten verfügbar waren.
Eine normal verlaufende Kinderkrankheit zeigt wunderbar die oben beschriebenen Naturgesetze der Heilung: Der Gesamtorganismus des Kindes ist erkrankt. Es hat meist hohes Fieber. Dann erscheint ein Ausschlag auf den Schleimhäuten, danach auf der äußeren Haut und verschwindet in der Regel vom Kopf über den Rumpf zu den Extremitäten. Also von innen nach außen und von oben nach unten. **Fiebersenkende Mittel und Maßnahmen, die den Ausschlag unterdrücken, können unter Umständen den gesunden Prozess umkehren und die Krankheit nach innen treiben. In diesem Fall wären die Folgen die so gefürchteten Komplikationen wie zum Beispiel eine Entzündung der Hirnhäute oder der Hoden.** Viele Eltern berichten nach einer durchgemachten Kinderkrankheit von Entwicklungsschritten ihrer Kinder: Die Sprache ist besser, die Motorik sicherer, sie nässen nicht mehr ein, nach durchgemachten Masern ist die Anfälligkeit für Bronchitis verschwunden, die Persön-

lichkeit ist gereift, das Kind ist körperlich oder geistiger stabiler. **Ein Blick auf die Statistik zeigt, dass wir noch nie so viele chronisch kranke Kinder hatten wie heute im Zeitalter der Massenimpfungen:** Neurodermitis, Asthma, Allergien, Diabetes, Leukämie, Autismus usw. Dass Impfungen hierzu ihren Anteil beitragen, wird noch verstärkt durch die Tatsache, **dass die verschiedenen Inhalts- und Zusatzstoffe der Impfcocktails selbst krankmachende Eigenschaften haben.** Impfungen machen unsere Kinder so krank, dass sie nicht mehr in der Lage sind, Kinderkrankheiten zu bekommen. **Wir haben Kinderkrankheiten, die nur wenigen Kindern gefährlich werden können, den Kindern jedoch gesundheitlichen Gewinn bringen würden, getauscht gegen chronisches Siechtum.** Die **atypischen Masern, die maserngeimpfte Kinder bekommen,** breiten sich von unten nach oben aus und gehen dann nach innen und führen häufig zu einer Lungenentzündung.

Impfungen stehen in der gleichen Tradition wie viele andere schulmedizinische Maßnahmen, die Krankheiten tiefer in den Organismus hineindrücken. **Die Verhinderung von Kinderkrankheiten durch Impfung ist eine Form der Unterdrückung, die zu schweren chronischen Krankheiten führen kann.** Das wird noch verstärkt durch die krankmachenden Eigenschaften des Impfstoffs selbst. **Vor 1989 erhielten Kinder bis zum Schulalter nur drei Impfungen, heute 22 Immunseren.**

Anhand der Auswirkungen der **Masern- und Windpockenimpfung** sollen die schwerwiegenden Folgen von Impfungen dargestellt werden.

Ziele der Impfungen:
- Verminderung der Anzahl der Hirnhautentzündungen
- Ausrottung des Virus
- Gewinnsteigerung der Impfstoffhersteller

Probleme und Folgen

- **Der Impfschutz ist unsicher** (bei Masern zeigen 10-15%, bei Windpocken 28% der Geimpften keine immunologische Reaktion) **und zeitlich begrenzt**

- Auch ungeimpfte Kinder erkranken nicht mehr im Grundschulalter. **Als Folge erkranken Erwachsene häufiger als früher an Masern.** Der Verlauf ist bei Erwachsenen meist schwerer. Außerdem besteht **wegen des fehlenden „Nestschutzes" eine erhöhte Gefahr für Schwangere, Embryos und Babys** (6. bis 12. Monat).

- **Durch die Impfungen konnte keine Reduktion der Gesamtzahl der Hirnhautentzündungen erreicht werden,** da andere Erreger den Platz der weggeimpften Keime einnehmen und **vermehrt bei Babys und Erwachsenen Kinderkrankheiten mit Komplikationen auftreten.**

- Wegen fehlendem Kontakt mit erkrankten Kindern bekommen Erwachsene keine „Auffrischung" der Windpocken mehr. Deshalb kommt es zu einem **starken Anstieg des Gürtelrosenrisikos.**

Belastung mit Bestandteilen von Impfstoffen

Mit dem anorganisches Quecksilber **Thiomersal** dient ein **Nervengift als Konservierungsmittel.** Es soll das Wachstum von Pilzen und Bakterien in Impfstoffen hemmen. Es ermöglicht, die Impfstoffe in Ampulle zu verarbeiten, die mehrere Dosen enthalten. **Die Herstellungskosten sind deshalb nur halb so hoch.**

Thiomersal soll über Entzündungen im Gehirn **Autismus und ADHS** begünstigen. Autismus war bis 1943 unbekannt, und wurde erstmals bei 11 Kindern diagnostiziert, **die wenige Monate nach dem Zeitpunkt geboren wurden, als man Thiomersal zum ersten Mal Impfstoffen für Babys zusetzte.** Die Amish people lehnen es ab, ihre Kinder impfen zu lassen. Gemessen an der Autismusrate in den USA hätte es unter den Amish people 130 Fälle von Autismus geben müssen. Doch es waren nur vier Fälle und diese vier Kinder hatten Impfungen erhalten.

Aluminium-Hydroxid wird zur Verstärkung der Impfwirkung dem Impfstoff beigemischt. Es fördert **Allergien und Autoimmunerkrankungen sowie Symptome, die unter dem Begriff „Golfkriegsyndrom" zusammengefasst wurden.** Unter dem Golfkriegsyndrom versteht man eine Summe von Symptomen, die erstmals bei den heimkehrenden US-Soldaten des zweiten Golfkrieges (Irak 1991) beobachtet wurden: **Gelenk- und Muskelschmerzen, ungewöhnliche Müdigkeit und Erschöpfungszustände, Gedächtnisprobleme, Depressionen, Schwindel und Lähmungen.** Die amerikanischen Soldaten hatten vor ihrem Einsatz im Irak zahlreiche Impfungen, die Aluminium-Hydroxid enthielten, bekommen. Eine Erklärung für das „Golfkriegsyndrom" war der vermutete Einsatz von Giftgas durch den Irak. **Jedoch auch US-Soldaten, die geimpft und nicht mehr im Irakkrieg eingesetzt wurden, also zu Hause blieben, erkrankten am „Golfkriegsyndrom".**

Der Schwindel mit der HPV-Impfung

Pharmafirmen nennen Arzneimittel, mit denen man richtig viel Geld machen kann, **„Blockbuster".** Die **HPV (humanes Papilloma Viren)-Impfung,** die junge Mädchen vor Gebärmutterhalskrebs schützen soll, ist so ein Blockbuster. Dank **beispielloser PR-Kampagne** konnte Sanofi Pasteur MSD bis Anfang des Jahres 2009 bereits über eine Million Impfdosen (Gardasil) in Deutschland verkaufen. **Werbung**

und Aufklärungsspots haben vielen Mädchen und ihren Eltern Angst gemacht, eine kritische Auseinandersetzung mit Wirkung und Nebenwirkungen des Impfstoffs fand deshalb kaum statt.

Seit Oktober 2006 ist der HPV-Impfstoff **Gardasil** (Entwicklung: Merck & Co.; europäischer Vertrieb: Sanofi Pasteur MSD) auf dem europäischen Markt. Seit September 2007 ist in Europa ein zweiter HPV-Impfstoff für Mädchen und Frauen zwischen 10 und 25 Jahren zugelassen, **Cervarix** (GlaxoSmithKline), der sich gegen die HPV-Typen 16 und 18 richtet. **Äußerst ungewöhnlich ist, dass die Zulassung erteilt wurde, ohne dass die Hersteller abgeschlossene Studien zum klinischen Nutzen vorlegen mussten.** Dies nährt den Verdacht, dass auf die Zulassungsbehörden Druck ausgeübt wurde.
Die **Ständige Impfkommission (STIKO)** empfiehlt seit Juli 2007 die Impfung gegen humane Papillomaviren (HPV) für alle Mädchen im Alter von 12 bis 17 Jahren.

Gardasil und Cervarix **kosten in Deutschland derzeit 159 €, die Grundimmunisierung mit drei Spritzen kostet demnach 477 €.** In anderen Ländern sind dieselben Impfstoffe zum Teil erheblich billiger **(Gardasil zum Beispiel in Australien 96 € pro Dosis),** was der ehemalige STIKO-Vorsitzende Schmitt, **der sechs Wochen nach der Empfehlung für die HPV-Impfung in eine hohe Position der Firma Merck wechselte,** mit der Bemerkung kommentierte: „**In Deutschland ist eben genug Geld vorhanden**". Die australische Impfkomission hatte ihre Empfehlung für die HPV-Impfung von einer deutlichen Preisreduktion abhängig gemacht. Sanofi Pasteur MSD bot daraufhin in Australien die Grundimmunisierung zu einem Preis von 288 Euro (statt 477 Euro) an.

Die HPV-Impfung ist nicht nur überflüssig, sondern auch gefährlich:

- Der Gebärmutterhalskrebs kann durch **Safer Sex** und **effektive Vorsorgeprogramme** ausreichend kontrolliert werden, seine Häufigkeit ist seit Jahren rückläufig. Präservative bieten einen guten Schutz vor Infektionen mit Risiko-HPV. **Frauen, die ab dem Alter von 30 Jahren alle drei Jahre einen Zervixabstrich machen lassen, verringern ihr Krebsrisiko um über 90 Prozent.**

- Wer regelmäßig zur Krebsvorsorge geht, braucht keine HPV-Impfung. **Wer sich gegen HPV impfen lässt, muss trotzdem regelmäßig zur Krebsvorsorge.**

- Die Wirksamkeit der HPV-Impfstoffe auf Zellveränderungen am Gebärmutterhals ist gering. **Ein Schutz vor höhergradigen Zellveränderungen ist kaum nachweisbar.**

- Mädchen profitieren von dem angenommenen Impfschutz nur dann, wenn sie innerhalb von fünf bis sieben Jahren nach der Impfung ungeschützten Geschlechtsverkehr haben.

- **Die Impfung ist unwirksam,** wenn sie nach dem ersten Sexualkontakt erfolgt, oder **wenn bereits eine Infektion mit im Impfstoff enthaltenen HPV-Typen durchgemacht wurde.**

- **Klinische Impfstudien mit Jugendlichen unter 16 Jahren existieren nicht,** sodass für diese Altersstufe das Nutzen-Risiko-Verhältnis unklar ist.

- **HPV-Impfstoffe sind extrem teuer** (siehe oben). Zu befürchten ist eine Umschichtung von Ressourcen im Gesundheitssystem, mit negativen Folgen für andere Bereiche.

- **Die Nachhaltigkeit der HPV-Impfung ist nicht geklärt.** Offene Fragen sind unter anderem die **Wirkdauer** und die Frage, ob andere HP-Viren, gegen die nicht geimpft wird, den Platz der weggeimpften Viren einnehmen **(Serotype-Replacement).**

- **Die HPV-Impfung führt häufig zu Nebenwirkungen, in seltenen Fällen auch von lebensbedrohlichem Charakter.**

- In den Impfstudien traten **allergische und autoimmune Nebenwirkungen auf. Thrombosen, Kollapsereignisse und neurologische Störungen** wurden zunehmend berichtet. Eine Schwangerschaft muss vor der Impfung ausgeschlossen werden. **Langzeitnebenwirkungen sind nicht systematisch untersucht.**

Quellen

Buchwald G., Der Rückgang von Tbc trotz „Schutz"-Impfung, Hirthammer Verlag
Buchwald G., Impfen Das Geschäft mit der Angst, Knaur
Ehgartner B., Lob der Krankheit, LÜBBE
Hirte M., Impfen – Pro und Contra, Knaur
Krafeld K., Lanka S., Impfen – Völkermord im dritten Jahrtausend, klein-klein-Verlag
Widmer V., Lanka S., Brix S., Der Masern-Betrug, klein-klein-Verlag
www. Individuelle-impfentscheidung.de
www. Initiative.cc/Artikel/2002: Impfen Segen oder Risiko?
www. Initiative.cc/Artikel/2004: Der Sinn von Kinderkrankheiten
www. Impfkritik.de

Die Sonnen-Hysterie
Behauptung 6:
Hautkrebs entsteht durch Sonnenlicht.

Zahlreiche Fakten widersprechen der Behauptung, der schwarze Hautkrebs, das Melanom, ist in erster Linie auf die Sonne zurückzuführen:

- **Melanome treten am häufigsten an Körperstellen auf, die nicht oder selten der Sonne ausgesetzt sind** (10-mal häufiger an Brust und Rücken als am Kopf, 5-mal häufiger an Brust und Rücken als an den Armen, doppelt so häufig an den Armen als am Kopf).

- **Bei Büroangestellten traten in den USA Melanome sechsmal häufiger auf als bei Männern, die im Freien arbeiteten.**

- **Matrosen unter Deck erkrankten häufiger an Hautkrebs als Matrosen, die an Deck arbeiteten.**

- **In Norddeutschland ist eine höhere Melanomhäufigkeit als im sonnenreicheren Süddeutschland.**

- **In den sonnenarmen skandinavischen Ländern wird in Europa am häufigsten Hautkrebs festgestellt.**

- In tropischen Ländern, in Wüstenländern und besonders in tropischen Hochländern findet man besonders niedrige Hautkrebsraten.

**Die Anzahl der neu diagnostizierten Hautkrebsfälle pro Jahr und
100 000 Einwohner ist in den einzelnen Ländern sehr verschieden**
(siehe Tabelle 2).

Land	Neuerkrankungen pro 100 000 Einwohner und Jahr
Australien	**33**
Neuseeland	**28**
Norwegen	**19**
Schweden	**16**
Schweiz	**14**
USA	13
Dänemark	12
Deutschland	**7**
Großbritannien	6
Frankreich, Italien	5
Irland	4
Russland, Polen, Spanien	3
Portugal, Griechenland	**2**
Argentinien	6
Chile, Uruguay	5
Brasilien	1,2
Peru	0,9
Südafrika	3
Kenia, Äthiopien	0,8
Hongkong	1
Japan	**0,5**
China, Thailand	**0,3**
Indonesien, Indien	**0,2**
Korea	**0,1**
Pakistan	**0,01**

Tabelle 2

Nicht die geografische Breite steht im Verhältnis zur Zahl der Hautkrebsfälle, sondern eher die Ernährung (reichlicher Fettverzehr, Mangel an Frischkost) und **reichlicher Gebrauch von Sonnenschutzmittel.**

Die Behauptung, Sonnenlicht verursacht Hautkrebs, stützt sich auf Experimente mit Versuchstieren, die starken UV-Strahlen ausgesetzt wurden. Es ist jedoch ein Fehler, diese UV-Strahler mit dem Sonnenlicht gleichzusetzen.

Von 1986 bis 2001 nahm die Zahl der Hautbiopsien um den Faktor 2,5 zu, ebenso die Zahl der Melanomerkrankungen im Frühstadium. Unverändert blieb jedoch die **Zahl der Melanom-Erkrankungen im fortgeschrittenen Stadium sowie die Zahl der Todesfälle durch Hautkrebs.** Die Früherkennungsuntersuchung auf Hautkrebs konfrontiert deutlich mehr Menschen mit der Diagnose Hautkrebs. **Es ist jedoch nicht erwiesen, dass durch diese Maßnahme Menschenleben gerettet werden.**

Viel Tatsachen sprechen dafür, dass die Hauptursache für Hautkrebs eine Fehlernährung ist:

- **In Tierversuchen kann die reichliche Zufuhr von Radikalfängern** (Früchte, Gemüse, Grünblattsalate) **Hautkrebs selbst bei intensiver UV-Bestrahlung vollständig verhindern.**

- Die Zahl der Hautkrebsvorstufen beim Menschen erhöhte sich bei der üblichen artfremden Kost (siehe Seite 43) von 100 auf 230%. Bei Senkung des Fettgehalts der Nahrung auf die Hälfte und Umstellung auf gesunde Fette (Avocados, Nüsse, Ölsamen) sank die Rate auf 25%.

- **Mit der Gerson-Therapie** (frisch gepresste Gemüsesäfte, besonders aus Karotten, und Rohkost) überlebten **100% der Melanom-Patienten im Stadium I und II die 5-Jahres-Frist,** während es bei herkömmlicher Behandlung (Operation, Bestrahlung) nur 79% waren.

Das Hautkrebsrisiko lässt sich auch durch Bewegung senken.
Bei bestrahlten Mäusen, die täglich ihr Pensum im Laufrad absolvierten, trat Hautkrebs weitaus seltener auf, die Tumore waren kleiner und wuchsen langsamer als bei bewegungsfaulen Mäusen.

Es besteht der dringende Verdacht, dass das Hautkrebsrisiko bei Gebrauch von Sonnenschutzmitteln nicht vermindert, sondern erhöht ist. Häufige Sonnenbrände können die Gefahr für Hautkrebs steigern, **besonders bei falscher Ernährung und wenn die Haut durch regelmäßigen Gebrauch von Sonnenschutzmitteln und Kosmetika mit toxischen Inhaltsstoffen vorgeschädigt wird.**
Auch Rauchen von Tabak und Marihuana erhöht die Empfindlichkeit der Haut gegenüber der UV-Strahlung.

Maßvolles Sonnenbaden vermindert, Sonnenschutzmittel erhöhen das Hautkrebsrisiko aus folgenden Gründen:

- ❖ Sonnenschutzmittel bremsen die Bräunung und die Verdickung der Hornhaut.
- ❖ Verhindern die Vitamin D-Synthese unter der Haut. Vitamin D ist zur Verhütung von Sonnenschäden in den Hautzellen notwendig.
- ❖ **Verführen die Menschen zu Sorglosigkeit und übermäßig langen Sonnenbädern.**
- ❖ **Können Gifte und krebserregende Stoffe enthalten** (p-Aminobenzoesäure, Benzophenone).
- ❖ Erzeugen vermehrt Leberflecke, die entarten können.

**Weltweit nahm in den Ländern, in denen chemische Sonnen-
schutzmittel benutzt werden, besonders in Australien, Neusee-
land, USA, Kanada, die Zahl der malignen Melanome am
stärksten zu, gleichzeitig auch die Todesrate.**

.

Quellen

Hobday, Sonnenlicht heilt
Hobday, Sonnen ohne Schattenseiten
Holick M., Jenkins M., Schützendes Sonnenlicht, Haug
Klein Th., Hautkrebs durch Sonnenlicht - ein Mythos, Aegis impuls
30 / 2007
Klein Th., Sonnenlicht, das größte Gesundheitsgeheimnis, Hygeia-
Verlag
Waniorek, Gesund und fit mit der Kraft der Sonne

Der Milch-Schwindel
Behauptung 7:
Milchprodukte sind gesund und schützen vor Osteoporose.

Über die Presse und das Internet wird immer wieder verbreitet, dass der regelmäßige Verzehr von Milch, Joghurt, Quark und Käse für die Gesundheit von großer Bedeutung ist. Vor allem zum Schutz vor Osteoporose sei es wichtig, **täglich mindestens drei Portionen Milchprodukte,** etwa 0,25 l Milch, ein Becher Joghurt und drei Scheiben Käse, zu essen. Die meisten Bürger glauben weiterhin an diese Mythen, obwohl zahlreiche Studien immer deutlicher aufzeigen, **dass Bestandteile von Milchprodukten mit zahlreichen schweren Krankheiten in Verbindung gebracht werden müssen** (siehe Tabelle 3).

Ursache Kalziummangel?
Der Mythos, dass Osteoporose durch Kalziummangel verursacht wird, wurde erfunden, um Milchprodukte und Kalziumpräparate zu verkaufen.

- **Die US-amerikanischen Frauen nehmen weltweit die größte Kalziummenge ein, und trotzdem ist ihre Osteoporoserate weltweit mit am höchsten.**

- Studien konnten zeigen, **dass Frauen, die täglich nur 500 mg Kalzium zu sich nehmen, nicht mehr Osteoporose haben, als Frauen, die pro Tag über 1500 mg Kalzium konsumieren.**

- Nur 30% des Kalziums in der Milch, jedoch **40 bis 64% des Kalziums von Brokkoli und Rosenkohl** kann vom Körper verwertet werden.

Milchbestandteile	Geförderte Krankheiten
Milchzucker (Laktose)	Infektanfälligkeit, Nierensteine, **Autoimmunerkrankungen, Krebs, Osteoporose**, Arthrose.
Schleimzucker (Galaktose)	Grauer Star, Unfruchtbarkeit, **Eierstockkrebs.**
Gesättigte Fette	Akne, Blutfetterhöhung, Gastritis, Magengeschwür, Fettleibigkeit, **Diabetes.**
Saure Eiweiße (Kaseine)	Infektanfälligkeit, Akne, **Psychischen Störungen,** Nierensteine, Bluthochdruck, Fettleibigkeit, **Autoimmunerkrankungen, Arteriosklerose, Krebs,** Nierenversagen, **Osteoporose**, Arthrose.
Milchhormone (zum Beispiel Progesteron, Östrogen, Schilddrüsenhormone)	Infektanfälligkeit, Blutfetterhöhung, Gastritis, Magengeschwür, **Krebs,** Fettleibigkeit, **Osteoporose.**
Wachstumsfaktoren	Akne, Akromegalie, **Arteriosklerose, Krebs**
Morphinähnliche Substanzen (Kasomorphine)	Verstopfung, **Psychischen Störungen,** Ermüdung, **plötzlicher Kindstod**
Milchenzyme (Xanthinoxidase, Histamin)	Allergien, Nierenschwäche, **Arteriosklerose**

Tabelle 3

Die Bezeichnung Osteoporose wird verwendet, wenn der Mensch **über 50% seiner Knochendichte eingebüßt hat.** In der heutigen Zeit hat in Deutschland jeder vierte ältere Mensch weniger als die Hälfte seiner früheren Knochendichte.

Hauptursache für Osteoporose

Die Hauptursache für Osteoporose liegt in der extrem eiweißhaltigen Ernährung der westlichen Welt. Eine eiweißreiche Ernährung bedeutet, sauren Regen auf die Knochen zu gießen. **Je mehr tierisches Eiweiß unsere Ernährung enthält, umso mehr Kalzium verlieren wir, unabhängig davon wie viel Kalzium wir essen.**

Milchprodukte fördern Osteoporose

Sowohl klinische Untersuchungen, als auch Bevölkerungserhebungen legen nahe, dass Milchprodukte Osteoporose verursachen und nicht verhindern.

* Die meisten Völker der Welt konsumieren keine Kuhmilch, und doch tritt bei den meisten Völkern nicht diese hohe Anzahl von Osteoporoseerkrankungen auf, die in den westlichen Ländern üblich ist.

* **In asiatischen Ländern, wo der Konsum von Milchprodukten niedrig ist, treten Knochenbrüche weitaus seltener auf als in den USA und in Europa,** obwohl asiatische Frauen eher dünne und zarte Knochen haben, beides erklärte Risikofaktoren für Osteoporose.

- **In einer Studie verloren Frauen, die täglich 600 ml Magermilch konsumierten, doppelt soviel Knochenmasse wie die Kontrollgruppe, der keine Milch verabreicht wurde.**

- Nach Durchsicht von 34 veröffentlichten Studien in 16 Ländern fanden Forscher der Yale University heraus, **dass die Länder mit der höchsten Osteoporoserate** (USA, Schweden, Finnland) **die Länder sind, wo am meisten Fleisch, Milch und andere tierische Nahrungsmittel konsumiert werden.**

- Es wurde auch festgestellt, dass der Konsum von Milchprodukten, besonders in der frühen Lebenshälfte, das Hüftfrakturrisiko im Alter verstärkt.

Milchbestandteile, die Osteoporose fördern:

1. Milchzucker (Laktose)

Mit zunehmendem Lebensalter nimmt die Intoleranz gegen Milchzucker wegen der nachlassenden Aktivität des Enzyms Lactase ständig zu. **Als Folge der Intoleranz kommt es nach dem Konsum von Milchprodukten zu Entzündungen im Dünndarm** mit Blähungen, bei starkem Enzymmangel zusätzlich zu wässrigen Durchfällen. **Durch die chronische Entzündung entsteht eine verminderte Aufnahme von Kalzium im Darm.** Auch durch Mangel an Vitamin D und durch das Eisen im Fleisch kann die Kalziumaufnahme im Darm beeinträchtigt werden.

2. Tierische Eiweiße und Calcitonin

Auch fettarme Milchprodukte enthalten eine **große Menge tierisches Eiweiß,** das im Gegensatz zum pflanzlichen Eiweiß schwefelhaltiger und damit wesentlich saurer ist. Durch den Verzehr von großen Mengen tierischem Eiweiß kommt es nicht nur zu einer chronischen Übersäuerung des Organismus, sondern auch zu einem **hohen Kalziumverlust über den Urin.** Ein hoher Kalziumverlust über den

Urin wird auch durch das Hormon Calcitonin, das sich in nicht unerheblichen Mengen in modernen Milchprodukten befindet, verursacht.

3. Phosphate

Neben Kochsalz (Na Cl) enthält Käse ebenso wir Wurst und Cola-Getränke eine große Menge Phosphate, die im Körper zur Phosphorsäure umgewandelt werden. Phosphorsäure übersäuert den Körper und entzieht dadurch dem Knochen Kalzium. Zusätzlich erhöht Phosphor ebenfalls den Kalziumverlust über den Urin.

Schutz vor Osteoporose

Eine **erhöhter Verzehr von pflanzlichem Eiweiß** (Hülsenfrüchte, Soja, Samen, Nüsse) und ein **verminderter Verzehr von tierischem Eiweiß** können Knochenschwund und das Risiko einer Hüftfraktur verringern. Ein **hoher Konsum von Obst und Gemüse** beeinflusst die Gesundheit der Knochen positiv.

Regelmäßige Bewegung, Stressabbau, Verzicht auf phosphorhaltige Limonaden (Cola), Einschränkung des Kochsalzverbrauchs und des Verzehrs von stark Säuren bildenden Nahrungsmitteln (Fleisch, Wurstwaren, Zucker und Stärkeprodukte) sowie die Aufgabe des Rauchens senken das Osteoporoserisiko.

Trotz ihres hohen Kalziumgehaltes fördert besonders die eiweißreiche Milch die Entstehung von Osteoporose. Die Behauptung, Milchprodukte schützen vor Osteoporose, ist verlogen und unmoralisch. Die Milchindustrie bezahlt jedoch eine große Anzahl von Ernährungsexperten, Ärzten und Forschern dafür, für **Milchprodukte, die ein Milliardengeschäft sind,** zu werben. **Wieder einmal ist Profit wichtiger als die Gesundheit der Bevölkerung.**

Quellen

EU-BST-Human-Report, http://ec.europa.eu.int./food.html
Plant J., Das Leben in deiner Hand, Goldmann
Rollinger M., Milch besser nicht, Jou Verlag
www.Milchlos.de, Osteoporose
www.zentrum-der-gesundheit.de/osteoporose.html
www.initiative.cc/artikel/2008.htm

Das Diabetes-Geschäft
Behauptung 8:
Antidiabetika und Insulin sind sinnvolle Behandlungsmaßnahmen beim „Altersdiabetes".

Es wird der **Juvenile Diabetes mellitus Typ I,** der als Autoimmunerkrankung angesehen wird, vom **Diabetes mellitus Typ II,** auch **Altersdiabetes** genannt, unterschieden. **In Deutschland leiden ca. 8,5 Millionen Menschen, also etwa jeder zehnte Bürger, an einer Zuckerkrankheit.** Die Ursache des Altersdiabetes, der etwa 96% der Diabeteserkrankungen ausmacht, ist nicht primär ein Insulinmangel, sondern eine **Resistenz der Insulinrezeptoren.** Eine immer größere Insulinmenge wird benötigt, um eine Wirkung an den Insulinrezeptoren zu erzielen. Als Folge steigt der Blutinsulinspiegel an. Bei chronischer Insulinresistenz muss die Bauchspeicheldrüse immer mehr Insulin produzieren. Allmählich kommt es zu einer Erschöpfung und zum Untergang der insulinproduzierenden Beta-Zellen der Bauchspeicheldrüse. **Aus dem relativen wird dann ein absoluter Insulinmangel.**

Der Alterszucker wird „angegessen und angesessen" und muss hinter jedem dicken Bauch vermutet werden. Die Insulinresistenz beim Altersdiabetes hat **fünf wesentliche Ursachen:**

1. **Zuckerflut bei übermäßigem Verzehr von raffiniertem Zucker und Stärkeprodukten** (Weißbrot, Teigwaren, weißer Reis, Kartoffeln).
   Die Körperzellen schützen sich vor einer „Überzuckerung" durch Einzug der Insulinrezeptoren an der Zellmembran.

2. **Fettflut durch übermäßiger Verzehr von tierischen Nahrungsmitteln** (Milchprodukte, Fleisch, Wurst).
Ein Übermaß an freien Fettsäuren im Blut verfettet und blockiert die Insulinrezeptoren von innen.

3. **Chronisch erhöhter Blutkortisolspiegel bei Dauerstress oder therapeutischer Gabe von Kortisonpräparaten.**
Kortisol führt zu einer Abnahme der Empfindlichkeit der Insulinrezeptoren.

4. **Muskelabbau bei Bewegungsmangel.**
Bei untrainierten, wenig gebrauchten Muskeln nehmen die **Anzahl und Empfindlichkeit der Insulinrezeptoren** deutlich ab.

5. **Hormone aus einem übermäßigen Fettgewebe.**
Besonders im übermäßigen Bauchfett wird das **Hormon Resistin** gebildet, das die Empfindlichkeit der Insulinrezeptoren deutlich herabsetzt.

Die negativen Folgen der symptomatischen Behandlung mit Antidiabetika

Antidiabetika sind Medikamente, die zur Behandlung des Diabetes mellitus Typ II eingesetzt werden. Häufig verordnet werden **Sulfonylharnstoffe** (bekanntester Vertreter Glibenclamid) und **Biguanide** (einziger zugelassener Vertreter Metformin).

Sulfonylharnstoffe
Sie stimulieren die Insulinfreisetzung aus den ß-Zellen der Bauchspeicheldrüse unabhängig von der Blutglukosekonzentration. **Sie beseitigen nicht die Ursache der Zuckerkrankheit, die Insulinresistenz, sondern im Gegenteil verstärken sie noch:**

- Da durch Sulfonylharnstoffe der Blutinsulinspiegel weiter erhöht wird, kommt es zu einer **weiteren Zunahme des Körpergewichts und des Fettgewebes,** in dem das Hormon Resistin produziert wird. Durch immer wieder auftretende Unterzuckerung (Hypoglykämie) treten **Heißhungerattacken** auf.

- Durch die vorübergehende Senkung des Blutzuckerspiegels, auch bei zucker- und fettreicher Ernährung, andauerndem Bewegungsmangel und Dauerstress, **wird der Patient dazu verleitet, die wichtigen Maßnahmen zur Beseitigung der Insulinresistenz (siehe unten) zu vernachlässigen. Es ist für ihn oft bequemer, Medikamente zu schlucken, anstatt seine krankmachende Lebensweise zu ändern.**

Sulfonylharnstoffe führen mit der Zeit durch eine **Überlastung und Erschöpfung der ß-Zellen der Bauchspeicheldrüse** zu einem absoluten Insulinmangel, der meist nur mit einer Insulintherapie behandelt werden kann. **Aus einem nicht insulinpflichtigen, wird durch die medikamentöse Behandlung ein insulinpflichtiger Diabetes.** Jetzt bestehen, da die Insulinresistenz nach wie vor bestehen bleibt, sowohl ein relativer, als auch ein absoluter Insulinmangel, also eine Art Mischtyp zwischen Diabetes Typ I und II.

Biguanide
Sie hemmen die Glukose-Neubildung (Glukoneogenese) in den Leberzellen. Evtl. senken sie auch die Aufnahme (Resorption) der Glukose aus dem Darm. Im Gegensatz zu anderen Antidiabetika wirken sie nicht appetitfördernd. Sie werden deshalb bevorzugt bei übergewichtigen Patienten angewandt.

Neben teilweise **schwerwiegenden Nebenwirkungen** (Magen-Darm-Beschwerden, Laktatazidose, Nieren- und Leberschädigung) **besteht auch beim Metformin das Problem, dass die eigentliche Ursache des Altersdiabetes, die Insulinresistenz, nicht behoben wird.** Der Patient verlässt sich auf das Medikament und vernachlässigt evtl. die dringend notwendigen Verhaltensänderungen.

Zusammenfassend muss man feststellen, **dass wenn bei der Behandlung des Diabetes mellitus Typ II zu schnell oder ausschließlich Antidiabetika und / oder Insulin verordnet werden, die Erkrankung fortschreitet und chronisch wird.** Dadurch wird der Diabetes-Patient zu einem **„Goldesel" für die Pharmaindustrie.** Nach einigen Jahren bis Jahrzehnten treten die schwerwiegenden Komplikationen des Diabetes auf, vor allem **Netzhautschäden,** die zur Erblindung führen können, eine **Niereninsuffizienz,** die eine Dialysebehandlung notwendig macht und **Durchblutungsstörungen, besonders in den Beinen,** die Amputationen nach sich ziehen.
Eine ursächliche Behandlung des Altersdiabetes, die Beseitigung der Insulinresistenz, kann, besonders in frühem Stadium, zu einer Heilung der von der Schulmedizin als chronisch angesehenen Erkrankung führen.

Vorbeugung und ursächliche Behandlung des Altersdiabetes

- **Erhebliche Einschränkung des Konsums von Zucker und Stärkeprodukten** (Weißbrot, Teigwaren, weißer Reis, Kartoffeln), **gesättigten Fetten** (Fleisch, Wurst, Milchprodukte) und **Kochsalz**

- **Vermehrter Verzehr von Ballaststoffen** (Obst, Gemüse, Hülsenfrüchte), **Omega 3-Fettsäuren** (Fisch, Leinsamen, Leinöl, Nüsse) sowie **Vitamin B15 und B17** (Beeren, Hülsenfrüchte, Walnüsse, Hirse, bittere Aprikosenkerne)

- **Regelmäßige Ausdauerbewegung**
  Zügiger Spaziergang von 4 bis 5 km Länge täglich,
  Walking, Jogging, Radfahren

- **Stressabbau**
  Reduktion von Stressquellen, Entspannungsmethoden
  Rauchen aufgeben

Sämtliche alternative Behandlungsmaßnahmen führen:

- ❖ **zu einer Reduktion des hormonproduzierenden Fettge-**
  webes
- ❖ **zum Aufbau von Muskulatur**
- ❖ **zu einer Senkung der Stresshormone im Blut**
- ❖ **zu einer Zunahme der Hormonempfindlichkeit** im Allgemeinen und des Insulins im Speziellen.

Quellen

Oberbeil K., Die Zuckerfalle, Herbig Verlag
Pape D., Schwarz R., Gillessen H., Gesund-vital-schlang, DÄV
Pape D., Schwarz R., Gillessen H., Satt-schlank-gesund, DÄV
Worm N., Syndrom X, Hallwag

Das Psychiatrie-Elend
Behauptung 9:
Psychopharmaka verhindern bzw. heilen psychische Erkrankungen.

In unserer hektischen und leistungsorientierten Welt nehmen psychische Erkrankungen wie ADHS, Autismus, Angstzustände, Depressionen und Burnout-Syndrom ständig zu. **Statt stützende, konfliktorientierte Gespräche und Ratschläge für eine gesündere Lebensweise werden immer häufiger, auch bei leichten psychischen Störungen, Psychopharmaka verschrieben,** die oft mit dafür sorgen, dass psychische Erkrankungen chronisch werden. Dies führt dann nicht selten auch zu einer chronischen Einnahme von Medikamenten.

Ursachen von psychischen Störungen

Nach meinen eigenen Erkenntnissen gibt es **fünf wesentliche Ursachen,** die psychische Störungen verursachen und unterhalten:

1. **Daueraktivierung des Sympathischen Nervensystems** durch Dauerstress, Tabakkonsum und chronische Übersäuerung. Die dauerhafte Übersäuerung des Organismus entsteht durch tierische Nahrungsmittel **(Milchprodukte, Fleisch, Wurst), Zucker und Stärkeprodukte** (Weißbrot, heller Reis, Teigwaren), Mangel an Obst und Gemüse, Alkohol und Kaffee sowie durch Bewegungsmangel.

2. **Blutzuckerschwankungen bei Insulinresistenz** durch tierische Fette, **Zucker und Stärkeprodukte,** starkes Übergewicht, Bewegungsmangel und erhöhte Stresshormone

3. **Mangel an Mikronährstoffen** (B-Vitamine, Vitamin C, Omega 3-Fettsäuren) durch tierische Nahrungsmittel, Zucker und Stärkeprodukte, Mangel an Obst und Gemüse, Alkohol, Tabak und Kaffee und **besonders durch Psychopharmaka.**

4. **Opioid wirkende Peptide (Kasomorphine, Gluteomorphine).** Es handelt sich um **bioaktive Eiweißspaltprodukte aus Milchprodukten und glutenhaltigen Getreiden,** besonders Weizen. Sie binden an Opiatrezeptoren in Gehirn, Darm, Herz und Nieren. **Im Gehirn führen die Nahrungsmorphine zu Veränderungen der Neurotransmitter.** In der Muttermilch befinden sich mildere Formen der bioaktiven Substanzen, in Kuhmilch stärkere Formen, besonders **das Beta-Kaso-morphin 7, das etwa ein Zehntel der Wirkung von Morphium aufweist.**

   Folgen der Neurotransmitterveränderungen sind u. a.:
   - **Entzugssymptome** (Kopfschmerzen, Verdauungsprobleme, Unruhe, Angst, Panik, Depressionen, Gefühlsleere), **die ein Verlangen nach Käse und Brot auslösen.**
   - **Verstärkung anderer Suchtverhalten.** Kaffee wirkt der Dämpfung entgegen, Nikotin beschleunigt den Abbau von **Nahrungsmorphinen,** Alkohol ergänzt sie.

5. **Chronischer Bewegungsmangel,** der durch starkes Übergewicht und Psychopharmaka begünstigt wird.

Der chronisch psychisch Kranke im Teufelskreis der Risikofaktoren und Psychopharmaka

Schizophrene Erkrankungen nehmen unter klassischer Behandlung mit Psychopharmaka, Sozial- und Arbeitstherapie in 75% der Fälle einen chronischen Verlauf. Bei zwei Dritteln der chronisch Kranken entwickelt sich ein **reines, bei einem Drittel ein gemischtes Residualsyndrom.** Beim reinen Residualsyndrom sind nur noch **Minussymptome** wie Antriebsminderung, Konzentrationsstörungen, mangelndes Zeigen von Gefühlen, sozialer Rückzug, Gleichgültigkeit und eingeschränkte Kritikfähigkeit feststellbar. Beim gemischten Residualsyndrom bestehen **zusätzlich** immer wieder auch **produktive Symptome** wie Denkzerfahrenheit, Wahn und Halluzinationen.

Der entstehende Teufelskreis:

- Frustessen, Fehlernährung, Bewegungsmangel und Appetitsteigerung durch Psychopharmaka führen oft bei chronisch psychisch Kranken zu einer **extremen Gewichtszunahme,** die zu einer weiteren Abnahme des Selbstwertgefühls führt.

- Fehlender Antrieb, das massive Übergewicht, dämpfende Medikamente und verminderte Ausdauer durch extremen Tabakkonsum sind Ursachen für einen **ausgeprägten Bewegungsmangel.**

- Durch Fehlernährung, Genussmittel wie Tabak und Alkohol, Bewegungsmangel, psychischen Stress aufgrund von sozialen Ängsten und Problemen sowie Psychopharmaka kommt es zu einer **extremen Übersäuerung des Organismus.**

- Die oben beschriebenen Extreme, zusätzlich oft noch ein **exzessiver Tabakkonsum und gelegentlich ein Alkoholmissbrauch** führen zu einer Verstärkung der Krankheitsursachen, nämlich **zur Daueraktivierung des Sympathischen Nervensystems** und zu einem **massiven Verlust an Mikronährstoffe,** die für die Gesundheit des Gehirns von großer Bedeutung sind.

Schädliche Auswirkungen der Psychopharmaka

In Notfallsituationen kann die Gabe von Psychopharmaka wie Tranquilizer oder Neuroleptika durchaus kurzfristig einen Sinn machen, **bei chronischer Einnahme von Neuroleptika, Antidepressiva und Tranquilizern kommt es jedoch zur Chronifizierung der psychischen Erkrankung.** Vor allem Neuroleptika, aber auch Antidepressiva verstärken die Ursachen der Erkrankung. Sie verstärken:

- aufgrund der Dämpfung und Ruhigstellung einen **Bewegungsmangel**

- einen **Mikronährstoffmangel.** Antidepressiva fördern einen Vitamin B2-Mangel, Neuroleptika einen Vitamin B1- und Vitamin E-Mangel.

- **die Daueraktivierung des Sympathikus,** besonders Antidepressiva

- über eine massive Appetitsteigerung und Eingriffe in das Insulinsystem eine **starke Gewichtszunahme**.

Alternative Behandlungsmaßnahmen bei psychischen Erkrankungen

Gemieden oder stark eingeschränkt werden sollten:

- ❖ Alkohol und Tabak
- ❖ **Milchprodukte**
- ❖ **Zucker und Weißmehlprodukte**
- ❖ Glutenhaltige Getreide (Weizen, Dinkel, Roggen)
- ❖ **Dauerstress**

Vermehrt gegessen werden sollten:

- ❖ **Obst, Gemüse, Salat**
- ❖ Hülsenfrüchte
- ❖ Omega 3-Fettsäuren **(Fisch, Leinsamen, Nüsse)**
- ❖ Sojaprodukte
- ❖ **Vitamin B17** (1 bitterer Aprikosenkern pro 5 kg Körpergewicht)

Regelmäßige Ausdauerbewegung

- ❖ **Zügige Spaziergänge** (mindestens 4 km täglich), **Walking**
- ❖ Jogging
- ❖ Radfahren

Die Psychopharmaka sollten möglich bald, jedoch langsam ausgeschlichen werden, da es bei schnellem Absetzen zu Entzugssymptomen wie Angstzustände und Depressionen kommen kann.

Quellen

Burgerstein L., Burgersteins Handbuch, Haug
Modrzejewski A., Wir essen und trinken uns krank, BOD

Die Symptom-Bekämpfung
Behauptung 10:
Es gibt keine ursächliche Behandlung von Autoimmunerkrankungen.

Bei Autoimmunerkrankungen kommt es zu **überschießenden Reaktionen des Immunsystems (T-Zellen) gegen körpereigenes Gewebe. Dadurch kommt es zu schweren Entzündungen, die zu Schäden an den betroffenen Organen führen.** Autoimmunerkrankungen wie zum Beispiel Morbus Crohn, Diabetes mellitus Typ I (jugendlicher Diabetes), Psoriasis, Morbus Bechterew, Rheuma, Morbus Basedow oder Multiple Sklerose sind neben Herz-Kreislauf-Erkrankungen und Krebs die Geiseln unserer Zeit. **Nach schulmedizinischer Vorstellung sind die Ursachen für die autoaggressiven Erkrankungen weiterhin unklar.** Man geht, wie so üblich in der modernen Medizin, davon aus, dass eine **genetische Veranlagung** (Disposition) von Bedeutung ist und zum Beispiel **virale Infektionen** als ungünstige Umwelteinflüsse dazukommen.

Da nach offizieller Meinung die Ursachen von Autoimmunerkrankungen nicht bekannt sind, **kann nur symptomatisch, entzündungshemmend bzw. immununterdrückend (supprimierend), behandelt werden.** Das Immunsystem wird durch **Immunsuppressiva, die alle mehr oder weniger schwere Nebenwirkungen haben,** außer Gefecht gesetzt. Es gibt vier wichtige Klassen von Immunsuppressiva:

1. **Kortisonpräparate**
2. **Monoklonale Antikörper,** zum Beispiel Natalizumab, Infliximab
3. **Beta-Interferone**
4. **Medikamente, die in der Krebsbehandlung eingesetzt werden (Zytostatika),** zum Beispiel Imurek, Endoxan.

Kortison gilt als „Allheilmittel" bei Autoimmunprozessen

Kortison ist ein Steroidhormon, das in der Nebennierenrinde des Menschen gebildet wird. Es wird bei oraler oder intravenöser Gabe in der Leber in das eigentlich wirksame Kortisol umgewandelt. **Es hat immununterdrückende Wirkung.**

Bei länger dauernder Einnahme von Kortison entwickelt sich ein **Cushing-Syndrom:**

- ❖ Muskelschwund, **Knochenschwund (Osteoporose)**
- ❖ Steroidakne, kleine Hautblutungen
- ❖ Grauer und Grüner Star
- ❖ Erhöhte Blutzuckerspiegel und **Diabetes**
- ❖ Ödeme, Vollmondgesicht, Gewichtszunahme
- ❖ Wachstumsstörungen bei Kindern
- ❖ Immunschwäche

Bei hochdosierter systemischer Gabe kann es zu **Schlaflosigkeit, Depressionen** und sogar **Geisteskrankheiten (Psychosen)** kommen.

Die Ursachen der Multiplen Sklerose

Die Multiple Sklerose (MS) ist eine **chronisch-fortschreitende, in Schüben verlaufende Autoimmunerkrankung des Zentralen Nervensystems (ZNS).** Es kommt zum Untergang der Nervenscheiden in Gehirn und Rückenmark.
Die Wahrscheinlichkeit an Multipler Sklerose zu erkranken ist bei Frauen 2-3-mal höher als bei Männern. Die Erkrankung beginnt meistens im Alter zwischen 15 und 40 Jahren.

Epidemiologische Fakten zur Multiplen Sklerose (MS)

1. **In Finnland leiden 200,** in den USA 170, in Deutschland 150
   Personen pro 100 000 Einwohner an einer MS.
   In Griechenland sind lediglich 20, **in Japan 2, im städtischen
   China 1 und im ländlichen China weniger als eine Person
   pro 100 000 Einwohner** von dieser Krankheit betroffen.

2. **Hawaii-Paradoxon:**
   30 von 100 000 weißen Amerikanern europäischer Herkunft,
   die in Kalifornien leben, und 2 von 100 000 Japanern, die in
   ihrem Heimatland leben, erkranken an einer MS. Wandern
   beide Volksgruppen nach Hawaii aus, geht bei Amerikanern
   das Erkrankungsrisiko auf 10,5 zurück und steigt das Risiko
   der Japaner auf 6,5 pro 100 000 Einwohner.

3. Auf den **Färoer-Inseln** war bis 1939 kein Fall von MS
   bekannt. Nach Einmarsch britischer Truppen erkrankten
   zwischen 1943 und 1960 um das Militärlager herum 24
   Menschen an einer MS.

4. In Norwegen **erkranken Bewohner von ländlichen
   Agrargegenden 5-mal so häufig an MS wie Bewohner der
   nahe daran liegenden Fischergegenden an der Küste.**
   Landwirte und Fischer gehören derselben ethnischen Bevöl-
   kerungsgruppe an.

5. Die Häufigkeit von MS ist bei Eskimos in Alaska niedriger als
   bei der kaukasischen Bevölkerung gleicher Breite.

6. Bei den Ureinwohnern Südafrikas ist die MS deutlich seltener
   als bei Südafrikanern europäischer Abstammung.

Mögliche ursächliche Faktoren von Multipler Sklerose

- **Genetische Faktoren**

- **Äußere Faktoren**

   - ❖ **Regional gebundene Faktoren**:
     Sonnenstrahlung, Höhenlage, Klima, kosmische
     Strahlung

   - ❖ **Infektionen**:
     Spezifische Viren oder Bakterien, allgemeine Erreger

   - ❖ **Transportierbare, nicht-infektiöse Faktoren:**
     - Schwermetalle, Schadstoffausstoß
     - Ernährung

Logische Schlussfolgerungen aus den epidemiologischen Fakten

- Das Hawaii-Paradoxon und Punkt 4 (Landwirte und Fischer in Norwegen) lassen sich **nicht durch genetische Faktoren erklären.**

- Die Punkte 4, 5 (unterschiedliche Häufigkeit bei gleicher Breite) und 6 (Südafrika) lassen sich **nicht mit regional gebundenen Faktoren vereinbaren.**

- **Anhaltspunkte für eine infektiöse Ursache von MS gibt es nicht.** Stiefgeschwister und Ehepartner von MS-Kranken leiden nicht vermehrt an dieser Erkrankung.

- Das Hawaii-Paradoxon sowie Punkt 4 und 6 **widersprechen der Annahme, dass schädliche Umweltfaktoren als Ursache für MS von wesentlicher Bedeutung sind.** Japaner sind in ihrem Heimatland wesentlich größeren Umweltbelastungen ausgesetzt als auf Hawaii.

Nur ein Faktor, nämlich die Ernährung, kann alle sechs epidemiologischen Fakten erklären.

1. Die allgemeine Ernährungsweise in den Zonen großer Verbreitung der Multiplen Sklerose hat einige gemeinsame Merkmale, **die vor allem einen hohen Verbrauch an Milchprodukten, Getreide und gesättigten Fetten umfassen.** Er ist bei allen Dreien wesentlich höher als in Zonen geringerer Verbreitung. **In den besonders stark betroffenen Regionen ist die Ernährung arm an Fisch, Obst und Gemüse sowie reich an Milchprodukten.** Länder mit einem hohen Fischkonsum haben eine deutlich niedrigere Erkrankungsrate.

2. Besonders die Kinder von weißen Amerikanern und Japanern **passen auf Hawaii ihre Ernährungsgewohnheiten einander an.**

3. Die einmarschierenden britischen Truppen boten Einwohner der Färoer-Inseln Arbeitsplätze im Militärlager an. **Mit der Zeit übernahmen sie die Ernährung der Briten.**

4. Fischer ernähren sich deutlich mehr von Fisch. Landwirte essen mehr Getreide und Milchprodukte.

5. Eskimos essen ebenfalls mehr Fisch und weniger Milchprodukte als Kaukasier.

6. Die Ureinwohner Südafrikas ernähren sich traditionell und aus finanziellen Gründen anders als die weißen Südafrikaner.

Nach eigenen Erkenntnissen gibt es **vier wesentliche Gründe** für Erkrankungen, bei denen das eigene Gewebe vom eigenen Immunsystem angegriffen wird.

1. **Überaktivierung des Immunsystems.** Ursachen:
   - Chronische Übersäuerung durch tierische Eiweiße, Zucker, Salz und Dauerstress
   - Daueraktivierung des Sympathikus
   - Übermaß an Omega 6-Fettsäuren durch **Milchprodukte,** Fleisch, Wurst und Sonnenblumenöl

2. **Förderung von Entzündungen.** Ursachen:
   - Mangel an Mikronährstoffen
   - Mangel an **Vitamin B17**
   - Hormone aus einem übermäßigen Fettgewebe

3. **Zufuhr von allergen wirkenden Eiweißen.** Ursachen:
   - Eiweiße aus **Milchprodukten**
   - Weizenkeimeiweiß (Lektin)
   - Eiweiße aus Nachtschattengewächsen (Kartoffel, Tomate, Paprika)

4. **Durchlässigkeit der Darmwand für Allergene.** Ursachen:
   - Schädigung der Darmflora durch tierische Eiweiße, Zucker, Mangel an Ballaststoffen aus Obst und Gemüse sowie durch Milchzuckerunverträglichkeit
   - Glutenunverträglichkeit bei **Milchzuckerunverträglichkeit.**

Ursächliche Behandlung von Autoimmunerkrankungen

- **Milchprodukte meiden**

- Vorsicht vor **Weizenvollkornprodukten** und **Nachtschatten-gewächsen** (Kartoffel, Tomate, Paprika)

- **Wurstwaren, Sonnenblumen- und Distelöl** meiden, nur wenig Fleisch (1-2 Mal pro Woche)

- Vermehrter Verzehr von **Fisch, Leinsamen, Walnüssen, Rapsöl, Beeren, Hülsenfrüchten, Hirse und bitteren Aprikosenkernen**

- **Zuckerkonsum einschränken**

- **Stressabbau**
  - Reduktion von Stressquellen und Entspannungsmethoden
  - Rauchen einstellen
  - Regelmäßige Ausdauerbewegung

Quellen

Embry A., Wahrscheinliche Ursachen von Multiple Sklerose, www.Atelier-pe.de/embry.htm.
Modrzejewski A., Wir essen und trinken uns krank, BOD-Verlag.

Die verschenkte Gesundheit
Behauptung 11:
Pangamsäure (Vitamin B15) und Amygdalin (Vitamin B17) haben keine Bedeutung für unsere Gesundheit.
Bittere Aprikosenkerne sind giftig.

Der Arzt und Biochemiker **Ernst T. Krebs** entdeckte vor über 50 Jahren zwei Substanzen, die Pangamsäure und das Amygdalin, die, wie er feststellte, vor Krebs schützen. Er nannte die Pamgansäure auch Vitamin B15 und das Amygdalin Vitamin B17. Beide Substanzen sind jedoch von der etablierten Ernährungswissenschaft bisher nicht als Vitamine anerkannt. **Sie kommen in etwas 1200 Pflanzen vor,** besonders in **bitteren Aprikosenkernen** und in anderen Samen, zum Beispiel in **Apfelkernen.** Auch in Getreidearten wie **Hirse, Gerste und Buchweizen,** die von Weizen und Mais weitgehend aus der modernen Ernährung verdrängt wurden, sind diese Substanzen enthalten. Außerdem in **Leinsamen, Hülsenfrüchten, Beeren und Walnüssen.** Weizen und Mais, die heutzutage in großen Mengen verzehrt werden, enthalten weder Pangamsäure, noch Amygdalin.

Gründe für den Mangel an Vitamin B15 und Vitamin B17 in der westlichen Ernährung

- **Samen der Früchte von Rosazeagewächsen,** zum Beispiel Apfel, Aprikose, Pfirsich, werden außer bei Beeren nicht mehr mitgegessen.
- Der pro Kopf Verbrauch von **Hülsenfrüchten** (getrocknete Samen der Schmetterlingsblütler) beträgt in Deutschland nur 1 kg jährlich.
- Weizen hat die Vitamin B17-reiche **Hirse** fast ganz verdrängt.
- Fleisch, besonders Schweine- und Rindfleisch, enthält wegen der unnatürlichen Fütterung kaum noch Vitamin B17.

Auffallend ist, dass Volksgruppen, die weitgehend von Zivilisationskrankheiten verschont sind, gemeinsam ist, dass sie trotz sehr unterschiedlicher Ernährungsweise keine Milchprodukte konsumieren und viel Vitamin B15 und B17 mit ihrer Nahrung zu sich nehmen. Ein Beispiel ist das Volk der Hunzas, die im Karakorum in Pakistan leben. Sie ernährten sich traditionell von Hirse, Buchweizen, Gerste, viel rohem Gemüse, von Hülsenfrüchten, frischen und getrockneten Aprikosen und **30 bis 50 bitteren Aprikosenkernen täglich.** Nur sehr selten gab es bei Ihnen fermentierte Ziegenmilch und Fleisch. Unter ihrer traditionellen Ernährung waren sie **frei von Zivilisationskrankheiten, auch von Krebs, und erreichten bei bester Gesundheit ein hohes Alter.**

Pangamsäure (Dimethylglycerin)

Sie kommt auch in kleinen Mengen als Zwischenprodukt im Cholinstoffwechsel des Körpers vor. **Ganz allgemein verbessert und stimuliert sie den Sauerstoffmetabolismus.** Russische Wissenschaftler stellten folgende Eigenschaften der Pangamsäure fest:
- Anregung des Sauerstoffumsatzes in den Gewebezellen.
- **Verbesserung der Sauerstoffversorgung, unter anderem des Muskels, des Herzens und des Gehirns.**
- Absenkung des pH-Werts im Blut.
- Unterstützung der Lebertätigkeit, die dadurch besser mit Giften und Zellschäden fertig wird.
- Senkung des Cholesterinspiegels.
- **Aktivierung der Immunabwehr.**
- Krebsschutz durch Steigerung der Sauerstoffversorgung.

Aufgrund ihrer Eigenschaften wurde die Pangamsäure im Leistungssport zur Steigerung von Kraft und Ausdauer eingesetzt. Sie wurde auch zur Behandlung von **cerebralen Durchblutungsstörungen, Angina pectoris, Asthma bronchiale, Tinnitus,** Alkoholsucht, **Hauterkrankungen, Diabetes mellitus und Krebs** empfohlen. Schließlich soll sie die Wundheilung verbessern und den Alterungsprozess verzögern.

Amygdalin

In isolierter Reinform wird Amygdalin auch als **Laetril** bezeichnet. Es besteht aus **Blausäure und Benzaldehyd, die miteinander und mit zwei Molekülen Glukose verbunden und deshalb vollkommen ungiftig sind.** Amygdalin wird nur durch ein einziges Enzym, die **Beta-Glukoridase,** in ihre giftigen Bestandteile zerlegt. **Dieses Spaltenzym kommt in hoher Konzentration nur in Krebszellen vor.**

Ausschließlich in gesunden Zellen befindet sich ein **Schutzenzym, die Rhodanese,** die Blausäure und Benzaldehyd im Beisein von Schwefel und Sauerstoff sehr schnell zu ungiftigen, ja sogar gesundheitsfördernden Substanzen (Thiozyanid, Benzoesäure) abbaut.

Thiozyanid
- reguliert den Blutdruck.
- bildet in der Leber einen Stoffwechselpool für die Produktion von Vitamin B12.

Benzoesäure
- wirkt über eine Entzündungshemmung antirheumatisch.
- hat antimikrobielle Wirkung, in dem sie das Wachstum von Bakterien und Pilzen hemmt.
- hat schmerzstillende Eigenschaften.

Amygdalin ist wirksam gegen **Schmerzen, bei Bluthochdruck, Rheuma, Karies,** Magen-Darm-Erkrankungen, Blutarmut und **besonders bei Krebs.** Da Krebszellen das Schutzenzym Rhodanese fehlt und arm an Sauerstoff sind, können sie die hochgiftigen Spaltprodukte des Amygdalins, Blausäure und Benzaldehyd, nicht neutralisieren und gehen deshalb zugrunde. **Amygdalin ist also das selektive Zytostatikum der Natur.**

Ein Mangel an Vitamin B15 und Vitamin B17 in der Ernährung ist mitverantwortlich für das massenhafte Auftreten von Zivilisationskrankheiten in der westlichen Welt (USA, Europa).

Die Lüge über die Giftigkeit von bitteren Aprikosenkernen

Schon seit der Zeit von Konfuzius wurden in China bittere Aprikosenkerne als Heilmittel verwendet. **Über die chemischen und pharmakologischen Eigenschaften von Amygdalin (Vitamin B17) ist mehr bekannt als über die meisten anderen allgemein gebräuchlichen Arzneimittel. Seit 1834 ist es in Arzneimittel Verzeichnissen aufgeführt.** 1961 fand es offiziell Eingang in die **chinesisch-koreanische Liste pflanzlicher Arzneimittel.** Dort wird das Amygdalin speziell als Mittel zur „Krebsauflösung" beschrieben.

Ist Amygdalin (Vitamin B17) giftig?

Chemisch gesehen besteht Amygdalin aus **zwei Zuckermolekülen, einem Benzyl- und einem Cyanid-Molekül.** Amygdalin ist nicht giftig, denn das Cyanid im Vitamin B17 ist durch eine **stabile Atombindung** gebunden. Genauso wie das Cyanid im ungiftigen

Vitamin B12. **Das Cyanid im Amygdalin befindet sich nicht wie beim Zyankali in einer lockeren Ionenbindung.** In Krebszellen befindet sich in hoher Konzentration das **Enzym Beta-Glucosidase**, ihre Schwachstelle. In den Krebszellen löst Beta-Glucosidase die stabile B17-Verbindung auf. Dadurch werden die starken Zellgifte **Cyanid und Benzaldehyd** frei und zerstören die Krebszelle. Im Gegensatz zu Krebszellen enthalten gesunde Körperzellen das **Schutzenzym Rhodanese.** Dieses Enzym wandelt Blausäure in **Thiocyanat** um, das wie oben beschrieben vielfältige gesundheitsfördernde Wirkungen hat. Das freie Benzaldehyd wird in die schmerzstillende **Benzoesäure** umgewandelt.

Die LD50-Dosis (die Dosis, bei welcher 50% der Versuchstiere sterben) **liegt bei Ratten, denen Amygdalin oral verabreicht wurde, zwischen 600 mg / kg und 880 mg / kg Körpergewicht,** je nachdem in welchem Maß das abbauende Enzym Beta-Glukosidase zusätzlich mit aufgenommen wurde. Bei einem angenommen hohen 8%-igen Amygdalinanteil in Aprikosenkernen entspricht das umgerechnet **zwischen 7500 mg und 11000 mg Aprikosenkerne** (entspricht etwa 28 Kernen) **pro kg Körpergewicht, was sich bezüglich der Gefährlichkeit in der Mitte zwischen Traubenzucker und Kochsalz bewegt.** Der LD50-Wert von Traubenzucker beträgt 25800 mg / kg. Er ist also ein Drittel so gefährlich wie Aprikosenkerne. **Der LD 50-Wert von Kochsalz liegt andererseits im bei Vergleich zu Aprikosenkernen 3-mal so giftigen** (3000 mg / kg Körpergewicht). **Intravenös sind weit höhere Dosen Amygdalin gut verträglich (LD 50-Wert 6670 mg / kg).** Der LD 50-Wert des Krebsmittels Cisplatin beträgt bei Mäusen 13 mg / kg Körpergewicht. **Cisplatin ist bei Mäusen über 500-mal giftiger als intravenös verabreichtes Amygdalin.**

Wie bei allen Lebensmitteln können auch Aprikosenkerne Allergien auslösen. Deshalb sollte man immer zuerst mit ein bis zwei Kernen das allergische Potenzial testen.

Bittere Aprikosenkerne dürfen in Deutschland nur verkauft werden, wenn auf der Verpackung folgender **Warnhinweis** steht: „**Enthält Cyanid, Verzehrempfehlung: Maximal 1 bis 2 Kerne pro Tag**".
Eigene Erfahrungen, zahlreiche Berichte aus Internet und Büchern sowie verschiedene Tierversuche **belegen, dass der Warnhinweis jeglicher Realität entbehrt:**

- Meine Frau und ich essen zusammen mit Obst seit mehreren Jahren täglich jeder 12 bittere Aprikosenkerne, ohne bisher Vergiftungserscheinungen bemerkt zu haben.

- Norbert Kilian fütterte über vier Wochen Mäuse ausschließlich mit bitteren Aprikosenkernen. Sie blieben bei bester Gesundheit. **Danach verzehrte er täglich 80 dieser Kerne selbst.** Er hatte nicht nur keinerlei Vergiftungserscheinungen, **sondern heilte damit ohne jegliche schulmedizinische Behandlung seinen Lymphdrüsenkrebs (Non-Hodgkin-Lymphom).**

- Das Volk der Hunzas, das sich unter anderem von **30 bis 50 bitteren Aprikosenkernen täglich** ernährte, zeichnete sich durch eine besonders gute Gesundheit und ein langes Leben aus.

- Der Arzt und Ernährungsforscher **Robert Mc Carrison** fütterte 1200 Ratten über mehr als zwei Jahre mit der **traditionellen Ernährung der Hunzas.** Sie blieben wie die Hunzas bei bester Gesundheit und wurden überdurchschnittlich alt.

- In Amerika nehmen zu Vorbeugung hunderttausende von Menschen täglich bittere Aprikosenkerne zu sich, ohne die geringsten Schwierigkeiten.

- Affen im Zoo, denen man Pfirsiche zu fressen gab, verzehrten zuerst das Fruchtfleisch. Anschließend knackten sie instinktiv den harten Kern der Pfirsiche und verspeisten den bitteren Samen.

- In einem Mäusenest auf einem Dachboden wurden zahlreiche geknackte Kirschkerne entdeckt. **Auch Mäuse versuchen instinktiv, zum Wohl ihrer Gesundheit an das Amygdalin in den Samen von Rosazeagewächsen heranzukommen.**

Quellen

Day Ph., Stahl, Strahl, Chemo und Co, Vom langen Ende eines Schauermärchens, Credence Publikation
Kilian N., Krebs? Nur noch als Sternzeichen BOD-Verlag
Lehmann G., Lehmann B., Thiocyanat, ein unerwünschter Stoff unserer Lebensmittel ?, Lebensmittelchemie 55 (2001) S. 116-117
Richardson J. A., Laetril im Kampf gegen den Krebs
www. Bittere-aprikosenkerne.de /seite 118html.

Die falsche Lebensweise
Behauptung 12:
Ursache von Übergewicht und Fettleibigkeit sind zu viele Kalorien.

In Deutschland sind inzwischen **66% der Männer, über 50% der Frauen und 30% der Kinder übergewichtig. Jeder fünfte Bundesbürger ist fettleibig.** In den USA sind bereits 50% der Kinder und Jugendlichen übergewichtig.

Der **Körperfettanteil** eines Menschen zeigt am zuverlässigsten an, ob ein Übergewicht besteht. Die Hauptursachen für einen erhöhten Körperfettanteil, also ein falsches Mischungsverhältnis zwischen Muskeln und Fettgewebe, ist nicht in erster Linie eine zu hohe Kalorienzufuhr, sondern **eine <u>widernatürliche</u> Ernährungs- und Lebensweise:**

- Sich traditionell ernährende Asiaten haben wesentlich seltener Übergewicht als Europäer, **obwohl sie im Durchschnitt ca. 20% mehr Kalorien zu sich nehmen.**

- **Die gleiche Kalorienmenge führt bei verschiedenen Menschen zu unterschiedlichen Gewichtszunahmen.** Dabei können viele Faktoren eine Rolle spielen. Es kommt nicht nur darauf an, was man isst, zum Beispiel mehr pflanzliche oder mehr tierische Nahrung, sondern auch zu welchem Zeitpunkt, wie und unter welchen Umständen man isst. Stress, Bewegungsmangel und Genussmittel spielen ebenfalls eine große Rolle.

- Bei stark übergewichtigen Menschen ist der Hormonhaushalt oft so sehr durcheinander, **dass auch geringe Kalorienmengen zur weiteren Gewichtszunahme führen können.**

- Kalorienreduzierte Diäten haben meistens keinen dauerhaften Erfolg. Einer vorübergehenden Gewichtsreduktion folgt nach Absetzen der Diät eine erneute Gewichtszunahme, **da die eigentlichen Ursachen nicht behoben sind.**

Normwerte für Broca-Index, BMI, Körperfett und Bauchumfang

<u>Broca-Index</u>
- **Idealgewicht:** Frauen: Größe-100-15%, Männer: Größe-100-10%
- **Normalgewicht:** Größe-100
- **Übergewicht:** Größe-100+10%, Fettleibigkeit: Größe-100+20%

<u>Body Mass Index (BMI)</u>
- **Untergewicht:** < 18,5, Normalgewicht: 18,5-25
- **Übergewicht:** 25,1-30, Fettleibigkeit: 30,1-40, massive Fettleibigkeit: > 40

<u>Körperfettanteil</u>
Gesund bei Frauen: **18-28%,** bei Männern: **8-22%**

<u>Bauchumfang im Bereich des Nabels</u>
Frauen **nicht über 88 cm,** Männer **nicht über 102 cm**.

Ein übermäßiges Fettgewebe ist nicht nur ein kosmetisches, sondern vor allem ein gesundheitliches Problem. **Im Fettgewebe werden über 100 Hormone gebildet.** Beispiele sind:

- **Insulinresistenz der Muskelzellen durch das Hormon Resistin**
  Folge: Zuckerkrankheit (Diabetes mellitus Typ II)

- **Verengung der Arterien durch das Hormon Angiotensinogen II.**
  Folgen: Hoher Blutdruck und Durchblutungsstörungen

- **Verminderte Abnahme des Hungergefühls, da das Hormon Leptin unterdrückt wird.**
  Folge: „Fressattacken" wegen mangelndem Sättigungsgefühl.

- **Umwandlung von Androgenen in Östrogene durch das Enzym Aromatase.**
  Folge: Erhöhtes Brustkrebsrisiko.

- **Förderung von Entzündungen durch Interleukin 6.**
  Folge: Autoimmunerkrankungen.

Ursachen der Fettleibigkeit (Adipositas)

1. Vermehrter Fettaufbau
Ursachen sind:

- **Die Kombination von Zucker und Stärke mit gesättigten Fetten** (zum Beispiel Wurst- und Käsebrot, Schokolade, Fast-Food) führt zu einer **Nahrungsmittelmast.**

- **Hormonmast** durch ein Hormonaktives Bauchfett (siehe oben).

- Eine chronische Übersäuerung des Organismus durch tierische Eiweiße, Zucker und Salz, Dauerstress, Bewegungsmangel, Nikotin und Koffein bewirkt eine **Daueraktivierung des Sympathischen Nervensystems.** Folge ist eine **Kortisolmast** (erhöhter Blutkortisolspiegel) mit Appetitsteigerung.

2. Hemmung des Fettabbaus
Ursachen sind:

- Zucker, Stärke und tierische Fette führen über eine **Hyperinsulinämie** bei Insulinresistenz zu einer **Insulinmast.**

- Eiweiße (Lektine) in Weizen und Kohl können bei empfindlichen Personen eine **Unterfunktion der Schilddrüse verursachen.** Folge ist eine **Lektinmast.**

- **Mikronährstoff-Mangel** (Vitamin B2, Selen).

- **Hormone und Wachstumsfaktoren der Milch.**

Bedeutung von Zucker, Stärke und Milchprodukten für Fettleibigkeit

- ❖ Die Kombination von Zucker, Stärke und tierischen Fetten (Käse, Sahne) **mästet die Fettzellen.**

- ❖ Zucker, Stärke und tierische Eiweiße (Käse, Joghurt, Milch) **übersäuern den Körper und führen zu einem erhöhten Blutkortisolspiegel.**

❖ Zucker, Stärke und tierische Fette (Käse, Sahne) **blockieren die Insulinrezeptoren** und führen zu einer Erhöhung des Blutinsulinspiegels. Außerdem **rauben sie Vitamine und Spurenelemente,** die für die Fettverbrennung notwendig sind.

❖ **Hormone und Wachstumsfaktoren der Milch hemmen** direkt und indirekt (Hemmung des Schilddrüsenhormons) **den Fettabbau.**

Bedeutung von mangelndem Kauen und spätem Abendessen für Fettleibigkeit

Folgen von mangelndem Kauen:

- **Spät einsetzendes Sättigungsgefühl.** Deshalb wird eine größere Nahrungsmenge gegessen.
- Verminderte Aufspaltung und Aufnahme von Nahrungsbestandteilen. Als Folge **Störung der Darmflora wegen vermehrter Fäulnis und Gärung im Darm.**

Folgen von spätem Abendessen

- **Insulin dominiert auch im Schlaf.** Deshalb wird nachts vermehrt Fett aufgebaut.
- **Fett abbauende Hormone,** die besonders nachts aktiv sind, (zum Beispiel das Wachstumshormon) **werden blockiert.**
- Magen und Darm können sich auch nachts nicht erholen. Es kommt zu einer **Störung der Darmflora und zu einer Fehlverdauung.**

Bedeutung des Schlafes für Fettleibigkeit

Auch im Schlaf sind zahlreiche Hormone aktiv:

- Das von der Inneren Uhr gesteuerte **Schlafhormon Melatonin** leitet die Nacht ein und hält den Schlaf aufrecht. **Die Zirbeldrüse (Epiphyse) stoppt sofort die Melatoninproduktion, wenn helles Licht ins Auge fällt.**

- Beim Einschlafen beginnt die Epiphyse das **Wachstumshormon** zu produzieren. Die Produktion endet in der zweiten Nachthälfte, in der wir keinen Tiefschlaf mehr haben, da gemäß der Inneren Uhr gegen 3 Uhr die Produktion von **Kortisol** aus der Nebennierenrinde beginnt.

- Zusätzlich wird im Schlaf das **Sättigungshormon Leptin** gebildet und das **Hungerhormon Ghrelin** unterdrückt. Deshalb haben wir normalerweise nachts keinen Hunger.

- Ab etwa 3 Uhr fängt der Körper an, **Kortisol** zu produzieren und dann ist es aus mit der reinen Erholung. Kortisol unterdrückt die Ausschüttung des Wachstumshormons. **Schließlich bereitet das Kortisol den Organismus auf das Aufwachen vor.**

Zu wenig Schlaf oder Schlaf zum falschen Zeitpunkt macht dick.

- Schlafen wir zu wenig, werden deutlich **weniger Wachstumshormon** und **Testosteron** gebildet und deshalb weniger Muskulatur aufgebaut und weniger Körperfett abgebaut.

- Bei Schlafmangel werden auch weniger **Schilddrüsen-
hormone,** die ebenfalls den Fettabbau fördern, und weniger
Leptin, das nachts das Hungergefühl unterdrückt, gebildet.

- Gehen wir zu spät, etwa erst gegen 1 bis 2 Uhr schlafen,
beginnt der Körper entsprechend der Inneren Uhr trotzdem
schon gegen 3 Uhr mit der Produktion von **Kortisol.** Es bleibt
kaum Zeit für die Ausschüttung von Wachstumshormon und
damit für den Fettabbau.

- Da im Wachzustand auch weniger Leptin gebildet wird,
bekommen wir nachts Hunger und kommen in Versuchung,
etwas zu essen.

**Zu wenig oder zu später Schlaf hemmen also den
Fettabbau und fördert den Fettaufbau.** Längerfristig kommt
es deshalb zu einer Zunahme des Körperfetts.

Abbau von Körperfett durch regelmäßige Ausdauerbewegung

1. **Pro zurückgelegtem Kilometer werden so viele Kalorien
wie Kilogramm Körpergewicht verbraucht,** zum Beispiel
70 Kcal bei 70 kg Körpergewicht

2. Es kommt zum **Afterburn (Nachbrennen).** Nach der
Belastung müssen die Energiedepots wieder aufgefüllt, die
Milchsäure entsorgt und die Körpertemperatur herunter-
geregelt werden.

3. **Es erhöht sich der Grundumsatz,** da eine größere Muskel-
masse auch in Ruhe mehr Energie verbraucht.

4. Über eine vermehrte Cholecystokininausschüttung kommt es zur **Normalisierung des Appetits.**

5. Eine vermehrte seelische Ausgeglichenheit führt zu **weniger Frustessen.**

12 Empfehlungen zur Vermeidung und zum Abbau von Übergewicht und Fettleibigkeit

1. **90% pflanzliche Nahrung**
   - **Getreide** (Vollkornbrot, Vollkornnudeln, Naturreis, Vollkornflocken)
   - **Hülsenfrüchte** (Bohnen, Linsen, Erbsen, Soja)
   - **6-8 Portionen Obst** (auch Beeren) **und Gemüse** (nur 10 bis 30 % Rohkost, je nach Jahreszeit) **täglich**
   - **Nüsse** (Walnüsse, Mandeln, Haselnüsse) **und Samen**
   - **Nur Raps-, Oliven-, Lein- und Nussöle verwenden** (kein Sonnenblumenöl)

2. **Nur 10% tierische Nahrung**
   - **Milchprodukte, Wurstwaren und rotes Fleisch meiden.**
   - **Sojaprodukte** (Milch, Joghurt, Sahne, Tofu) als Ersatz für Milchprodukte.
   - **1-2 mal pro Woche fetter Fisch** (Lachs, Thunfisch, Hering, Makrele).
   - **Nur gelegentlich weißes Fleisch** (Huhn, Pute).

3. **Möglich wenig Zucker und Weißmehlprodukte**
   - **Keine zuckerhaltigen Getränke, kein Zucker in Tee und Kaffee.**
   - **Statt Süßigkeiten Nüsse und Trockenobst.**
   - **Vollkornprodukte** (kein Weizen) **statt Weißmehlprodukte.**

4. Statt mit raffiniertem Salz **mit Kräutern und Meersalz würzen.**
   - **Stark gesalzene, geräucherte und gepökelte Nahrungsmittel meiden.**

5. **Nur drei große Mahlzeiten täglich, <u>Frühstück nicht ausfallen lassen.</u>**
   - Zwischen den Mahlzeiten nur Obst oder Trockenobst essen.
   - 30-60 Minuten vor den Mahlzeiten 0,5 Liter stilles Wasser trinken, **nicht zu den Mahlzeiten trinken.**

6. **Jeden Bissen 30-mal kauen!**

7. **Keine zu kalten Getränke und Speisen,** die das „Verdauungsfeuer" hemmen, konsumieren.

8. **Vier Stunden vor dem Schlafengehen nichts mehr essen und nur noch wenig trinken.**

9. **Ausreichend schlafen** (mindestens 6,5 bis 8 Stunden) und **nicht zu spät** (möglichst nicht nach 24 Uhr) **zu Bett gehen.**

10. **Dem Alter und der körperlichen Verfassung angepasste Bewegung**
    - Treppensteigen, täglich 4 km zu Fuß oder 10 km mit dem Fahrrad zurücklegen.
    - Keine übertriebene sportliche Betätigung. **Auch Stress macht dick.**

11. **„Genussmittel" einschränken**
    - **Rauchen einstellen**
    - Nur **wenig Alkohol,** evtl. 0,1-0,2 Liter Rotwein täglich
    - Maximal 2 Tassen Kaffee oder schwarzer Tee täglich

12. Stressabbau
* **Täglich Lachen, Singen, Tanzen**
* **Positives Denken**
* **Sich für etwas wirklich engagieren**
* **Gefühl der Dankbarkeit entwickeln.**

Quellen

Heider de Jahnsen M., Das große Handbuch der Chinesischen Ernährungslehre, WINDPFERD
Kastner J., Propädeutik der Chinesischen Diätetik, Hippokrates
Seifert Ch., Die Fünf-Elemente-Küche,
Zulley J., Mein Buch vom guten Schlaf, Zabert Sandmann.

Zusammenfassung

Neue Erkenntnisse und logische Konsequenzen

1. Die Existenz und krankmachende Wirkung von Viren ist nicht erwiesen.

- ❖ Die Angst vor Viren ist nicht gerechtfertigt. Krankheiten, die Viren zugeschrieben werden, können durch eine **gesunde Lebensweise, durch das Meiden von Umweltgiften, Medikamenten und chemischen Substanz**en sowie durch **sauberes Trinkwasser** verhindert werden.

- ❖ Blutuntersuchungen auf Viren, zum Beispiel auf Hepatitis C, sollten unterlassen werden.

- ❖ **Impfungen gegen Viren sind sinnlos und können schwerwiegende Nebenwirkungen verursachen.**

- ❖ Erkältungen und Grippeerkrankungen sollten nicht mit chemischen Medikamenten, sondern mit Ernährungsmaßnahmen und Schüßler-Salzen behandelt werden.

2. Es gibt keine Beweise, dass AIDS durch HIV verursacht wird.

- ❖ Die Angst vor einer HIV-Infektion ist nicht begründet.

- ❖ HIV-Tests machen keinen Sinn, verursachen nur unnötige Ängste.

- ❖ Um AIDS zu verhindern, müssen **Drogen, giftige Medikamente** (Zytostatika, Virustatika, Antibiotika) und **schädliche Sexualpraktiken** gemieden werden. Auch eine **starke Unterernährung** kann AIDS begünstigen.

3. Krebs ist ein außer Kontrolle geratener Heilungsprozess aufgrund von Überfluss und Mangel in der modernen Ernährung.

❖ Bei einer Krebsdiagnose besteht kein Grund zur Angst und Panik, **da Krebs auf natürliche Weise geheilt werden kann.**

❖ Solide Tumore sollten möglichst in Ruhe gelassen werden. **Von Strahlen- und Chemotherapie ist dringend abzuraten.**

❖ Durch Umstellung der Lebensweise, der Ernährung und **Aufnahme von Vitamin B17** kann Krebs vorgebeugt und meistens erfolgreich behandelt werden.
Milchprodukte müssen unbedingt gemieden werden. Der Verzehr von Zucker und Stärkeprodukten sollte stark eingeschränkt werden.

4. Krebs wird häufig erst gefährlich, wenn der Arzt ihn findet und er schulmedizinisch behandelt wird.

❖ **Krebsfrüherkennungsuntersuchungen sind unzuverlässig** und unnötig. Sie sollten deshalb nicht mehr durchgeführt werden.

❖ Auf das **vorklinische Syndrom** von Krebs sollte geachtet werden (siehe Seite 51).

❖ Die beste Vorbeugung gegen Krebs sind **bittere Aprikosenkerne** (1 Kern pro 5 kg Körpergewicht täglich).

5. Impfungen sind nicht nur überflüssig, sondern auch gefährlich.

❖ Die Angst, etwas zu versäumen, wenn man sich nicht impfen lässt, ist unbegründet.

❖ Wenn überhaupt kann man über eine Tetanus-Impfung diskutieren. **Andere Impfungen, besonders gegen angebliche Viren, sollten gemieden werden.**

❖ Manche chronische Erkrankung kann durch den Verzicht auf Impfungen verhindert werden.

6. Eine falsche Ernährung, Bewegungsmangel, der Gebrauch von Sonnenschutzmittel und eine Überdiagnose sind für die Zunahme von Hautkrebs verantwortlich.

❖ Es ist ratsam, sich nur dosiert, abhängig vom Hauttyp, der Sonne auszusetzen.

❖ **Chemische Sonnenschutzmittel sollten nicht benutzt werden,** besser sind Sonnenhüte und bedeckende Kleidung.

❖ Solarien sind unbedingt zu meiden.

❖ **Auch Früherkennungsuntersuchungen auf Hautkrebs müssen kritisch beurteilt werden.**

**7. Milchprodukte sind fürchterliche Krankmacher und verur-
sachen, nicht verhindern Osteoporose.**

❖ **Kuhmilchprodukte sollten ganz gemieden und durch Bio-
Sojaprodukte ersetzt werden.** Da besonders Käse süchtig
macht, sollte er wie eine Droge ausgeschlichen werden.

❖ Zum Schutz und zur Behandlung von Osteoporose müssen
tierische Nahrungsmittel (Milchprodukte, Fleisch, Wurstwaren) **stark eingeschränkt werden.** Auch fetter Fisch sollte
nur 1 bis 2 Mal pro Woche gegessen werden.

❖ **Kalzium-Tabletten sind überflüssig.** Kalzium aus Gemüse,
Salat und Algen ist ausreichend für gesunde Knochen.

**8. Diabetes-Medikamente verstärken die Insulinresistenz und
fördern deshalb den Altersdiabetes.**

❖ Ein Diabetes Typ 2 (Altersdiabetes) sollte in erster Linie mit
einer **Ernährungsumstellung, mehr Bewegung, Stressabbau
und Gewichtsabnahme** behandelt werden.

❖ Antidiabetische Medikamente sind nicht zu empfehlen.

9. Psychopharmaka tragen zur Chronifizierung von psychischen Erkrankungen bei.

❖ **Psychopharmaka sollten ausschließlich in der Notfall-medizin,** maximal für wenige Tage, **angewandt werden.** Nach meinen Erfahrungen kann eine einmalige Gabe von TavorR (2,5 mg i. v.) psychotische Zustände innerhalb von wenigen Stunden durchbrechen.

❖ **Regelmäßige, moderate Ausdauerbewegung** wirkt bei leichten bis mittelschweren Depressionen genauso gut wie Antidepressiva.

❖ Eine Langzeitmedikation mit Psychopharmaka bei chronisch psychisch Kranken muss nach Umstellung der Ernährungs- und Lebensweise wegen der Entzugssymptome (Angst, Depressionen) langsam ausgeschlichen werden.

10. Eine Fehlernährung ist die Hauptursache von Autoimmuner-krankungen.

❖ **Kortisonpräparate sollten nur in der Notfallmedizin angewandt werden.**

❖ Eine Behandlung mit giftigen Medikamenten (zum Beispiel Zytostatika) ist bei Autoimmunerkrankungen nicht angezeigt.

❖ Durch **Verzicht auf Milchprodukte,** glutenhaltiges Getreide und durch Reduktion von tierischen Fetten, Omega-6-Fettsäuren und **Stressabbau** sowie durch **vermehrten Verzehr von Fisch, Obst, Gemüse und bitteren Aprikosenkernen** können Autoimmunerkrankungen geheilt werden.

11. Amygdalin (Vitamin B17) in bitteren Aprikosenkernen ist nicht giftig, sondern hat große Bedeutung für unsere Gesundheit.

❖ Zur Vorbeugung und Behandlung von Zivilisationskrankheiten sind **amygdalinreiche Nahrungsmittel,** besonders bittere Aprikosenkerne, empfehlenswert.

12. Übergewicht entsteht durch eine widernatürliche Ernährungs- und Lebensweise.

❖ **Kalorienreduzierte Diäten führen zu keiner langfristigen Gewichtsabnahme.**

❖ Übergewicht und Fettleibigkeit können durch **artgerechte Ernährung** (überwiegend pflanzlich), **einen regelmäßigen, der Natur entsprechenden Tagesablauf, ausreichend Bewegung und seelische Ausgeglichenheit** vermieden werden.